Regina Holzmüller

YB-1-abhängige onkolytische Adenoviren zur Therapie des Glioblastoms

Regina Holzmüller

YB-1-abhängige onkolytische Adenoviren zur Therapie des Glioblastoms

Evaluierung verschiedener Vektoren in vitro und im Xenograft-Modell

Südwestdeutscher Verlag für Hochschulschriften

Impressum/Imprint (nur für Deutschland/only for Germany)
Bibliografische Information der Deutschen Nationalbibliothek: Die Deutsche Nationalbibliothek verzeichnet diese Publikation in der Deutschen Nationalbibliografie; detaillierte bibliografische Daten sind im Internet über http://dnb.d-nb.de abrufbar.
Alle in diesem Buch genannten Marken und Produktnamen unterliegen warenzeichen-, marken- oder patentrechtlichem Schutz bzw. sind Warenzeichen oder eingetragene Warenzeichen der jeweiligen Inhaber. Die Wiedergabe von Marken, Produktnamen, Gebrauchsnamen, Handelsnamen, Warenbezeichnungen u.s.w. in diesem Werk berechtigt auch ohne besondere Kennzeichnung nicht zu der Annahme, dass solche Namen im Sinne der Warenzeichen- und Markenschutzgesetzgebung als frei zu betrachten wären und daher von jedermann benutzt werden dürften.

Coverbild: www.ingimage.com

Verlag: Südwestdeutscher Verlag für Hochschulschriften GmbH & Co. KG
Dudweiler Landstr. 99, 66123 Saarbrücken, Deutschland
Telefon +49 681 37 20 271-1, Telefax +49 681 37 20 271-0
Email: info@svh-verlag.de

Zugl.: München, TU, Diss., 2011

Herstellung in Deutschland:
Schaltungsdienst Lange o.H.G., Berlin
Books on Demand GmbH, Norderstedt
Reha GmbH, Saarbrücken
Amazon Distribution GmbH, Leipzig
ISBN: 978-3-8381-1669-3

Imprint (only for USA, GB)
Bibliographic information published by the Deutsche Nationalbibliothek: The Deutsche Nationalbibliothek lists this publication in the Deutsche Nationalbibliografie; detailed bibliographic data are available in the Internet at http://dnb.d-nb.de.
Any brand names and product names mentioned in this book are subject to trademark, brand or patent protection and are trademarks or registered trademarks of their respective holders. The use of brand names, product names, common names, trade names, product descriptions etc. even without a particular marking in this works is in no way to be construed to mean that such names may be regarded as unrestricted in respect of trademark and brand protection legislation and could thus be used by anyone.

Cover image: www.ingimage.com

Publisher: Südwestdeutscher Verlag für Hochschulschriften GmbH & Co. KG
Dudweiler Landstr. 99, 66123 Saarbrücken, Germany
Phone +49 681 37 20 271-1, Fax +49 681 37 20 271-0
Email: info@svh-verlag.de

Printed in the U.S.A.
Printed in the U.K. by (see last page)
ISBN: 978-3-8381-1669-3

Copyright © 2011 by the author and Südwestdeutscher Verlag für Hochschulschriften GmbH & Co. KG and licensors
All rights reserved. Saarbrücken 2011

Inhaltsverzeichnis

1 Einleitung — 1

    1.1 Das multifunktionale Protein YB-1 — 1

        1.1.1 Die Rolle von YB-1 in zellulären Signaltransduktionskaskaden — 1

        1.1.2 Der Einfluss von YB-1 auf die adenovirale Replikation — 3

    1.2 Onkolytische Viren — 5

        1.2.1 Allgemeiner Therapieansatz — 5

        1.2.2 YB-1-abhängige onkolytische Adenoviren — 6

        1.2.3 Weiterentwicklung des dl520-Virus — 7

        1.2.4 CAR-unabhängige Infektionsmechanismen — 8

        1.2.5 Adenoviren und das Immunsystem — 8

    1.3 Das Glioblastom — 9

        1.3.1 Krankheitsbild — 9

        1.3.2 Therapiemöglichkeiten — 9

        1.3.3 Antiangiogenetischer Therapieansatz — 11

    1.4 Ziel der Arbeit — 12

2 Material und Methoden — 13

    2.1 Material — 13

        2.1.1 Geräte — 13

        2.1.2 Verbrauchsmaterialien — 14

        2.1.3 Chemikalien — 14

        2.1.4 Selbsthergestellte Lösungen — 16

        2.1.5 Enzyme, Puffer und sonstige gekaufte Substanzen — 17

        2.1.6 Kits — 17

        2.1.7 PCR-Primer — 18

        2.1.8 Antikörper — 18

        2.1.9 Zellkulturmedien und Zusätze — 19

        2.1.10 Zelllinien — 20

        2.1.11 Adenoviren — 21

2.1.12	Zytostatika	23
2.1.13	Mäuse	24
2.2	Methoden	24
2.2.1	Virusherstellung	24
2.2.2	DNA-Isolation und PCR	24
2.2.3	RNA-Isolation und RT-PCR	25
2.2.4	Western Blot	25
2.2.5	Oberflächenrezeptoranalyse mittels FACS	25
2.2.6	Quantitative rt-PCR	26
2.2.7	Immunzytochemie	26
2.2.8	Zytotoxizitätsassays	27
2.2.8.1	SRB-Assay	27
2.2.8.2	MTT-Assay	27
2.2.8.3	Caspase-Assay	27
2.2.9	Transmissions-Elektronenmikroskopie	27
2.2.10	Analyse der viralen Verbreitung	28
2.2.10.1	Partikelbildungs-Assay	28
2.2.10.2	Bystander-Assay	28
2.2.11	VEGF-ELISA	28
2.2.12	Hypoxie	28
2.2.13	*In vivo*-Versuche	29
2.2.13.1	Mausmodell	29
2.2.13.2	Biolumineszenzimaging	29
2.2.13.3	Histologie	30
2.2.14	Statistische Auswertung	30
3	**Ergebnisse**	**31**
3.1	Analyse der viralen Konstrukte auf DNA-, mRNA- und Protein-Ebene	31
3.1.1	Genomanalyse	31
3.1.2	Expressionsanalyse	32

3.2	Charakterisierung der Gliomzelllinien..	32
3.2.1	YB-1-Status und Zelllyse...	32
3.2.2	Oberflächenrezeptoren und Infektivität...	34
3.3	Zellspezifität der viralen Konstrukte..	35
3.4	Vergleichende Untersuchungen der viralen Konstrukte......................	36
3.4.1	Virusbildung und -freisetzung...	36
3.4.2	Zytotoxizität...	38
3.4.3	Virusreplikation..	40
3.5	Analyse des Zelltodes...	41
3.5.1	Apoptose...	41
3.5.2	Autophagie..	42
3.6	Elektronenmikroskopie..	42
3.7	VEGF-Expression unter Normoxie und Hypoxie...............................	45
3.8	YB-1-Färbung...	47
3.9	Kombinationseffekte mit TMZ und CPA...	48
3.10	*In vivo* U87-luc Xenograft-Modelle..	50
3.10.1	Ad-Delo3-RGD und TMZ – Tumorentwicklung................................	50
3.10.2	Ad-Delo3-RGD und TMZ – Histologie...	52
3.10.3	Ad-Delo2-YB-1-F35 und CPA...	54
4	**Diskussion**	**57**
5	**Zusammenfassung**	**68**
6	**Abstract**	**69**
7	**Literaturverzeichnis**	**70**
8	**Anhang**	**84**
	Anhang A: YB-1-Proteinsequenz...	84
	Anhang B: PCR-Produkte..	84

Abbildungsverzeichnis

Abbildung 1: Schematische Darstellung der multiplen Funktionen von YB-1 in Krebszellen.. 2

Abbildung 2: Die Rolle von YB-1 in zellulären und adenoviralen Mechanismen.. 4

Abbildung 3: Das Prinzip der YB-1-abhängigen onkolytischen Viren................ 6

Abbildung 4: Genomkarte der Delo-Konstrukte.. 22

Abbildung 5: DNA-Analyse relevanter Genabschnitte....................................... 31

Abbildung 6: mRNA-Analyse der *E1A*-Region... 32

Abbildung 7: Western Blot gegen YB-1.. 32

Abbildung 8: YB-1-Status der Gliomzelllinien... 33

Abbildung 9: Mikroskopbilder (infizierter) Gliomzellen...................................... 34

Abbildung 10: Oberflächenrezeptoren.. 34

Abbildung 11: Infektivität in Abhängigkeit von Fiber und Zelllinie..................... 34

Abbildung 12: Immunzytochemie von HeLa-Zellen.. 35

Abbildung 13: Zytotoxizitätstest der viralen Konstrukte auf HeLa-Zellen......... 36

Abbildung 14: Partikelbildung... 37

Abbildung 15: Bystander-Effekt.. 38

Abbildung 16: Zytotoxizität der viralen Konstrukte auf Gliomzellen.................. 39

Abbildung 17: Virusreplikation.. 40

Abbildung 18: Caspase-Assay... 41

Abbildung 19: Autophagie.. 42

Abbildung 20: Elektronenmikroskopie von U87-Zellen..................................... 43

Abbildung 21: Elektronenmikroskopie von U373-Zellen................................... 44

Abbildung 22: VEGF-Inhibition in Abhängigkeit von E1A................................. 45

Abbildung 23: VEGF-Expression und virale Replikation unter normoxischen und hypoxischen Bedingungen... 46

Abbildung 24: Immunzytochemie von U373- und U87-Zellen.......................... 47

Abbildung 25: IC_{50} von TMZ und CPA auf U87-Zellen................................... 48

Abbildung 26: Synergistischer Effekt von Ad-Delo3-RGD und TMZ................ 48

Abbildung 27: Additiver Effekt von Ad-Delo2-YB-1-F35 und CPA................... 49

Abbildung 28: Einfluss von TMZ und CPA auf die virale Replikation............... 49

Abbildung 29: Tumorregression durch Ad-Delo3-RGD in Kombination mit TMZ im Xenograft-Modell.. 51

Abbildung 30: *In vivo*-Biolumineszenzimaging.. 52

Abbildung 31: Histopathologische Analyse der implantierten Xenograft-Gliome (HE-Färbung)... 53

Abbildung 32: Ad-Delo3-RGD induziert apoptotischen Zelltod und Antiangiogenese in infizierten Xenograft-Gliomen.. 54

Abbildung 33: Tumorentwicklung im U87-luc Xenograft-Modell bei Therapie mit Ad-Delo2-YB-1-F35 und CPA... 55

Abbildung 34: Histopathologische Analyse tumorinfiltrierender Immunzellen......... 56

Tabellenverzeichnis

Tabelle 1: Geräte.. 13

Tabelle 2: Verbrauchsmaterialien.. 14

Tabelle 3: Chemikalien... 14

Tabelle 4: Selbsthergestellte Lösungen.. 16

Tabelle 5: Enzyme, Puffer und sonstige gekaufte Substanzen............... 17

Tabelle 6: Kits... 17

Tabelle 7: PCR-Primer... 18

Tabelle 8: Antikörper.. 18

Tabelle 9: Zellkulturmedien und Zusätze... 19

Tabelle 10: VEGF-Hochregulation in nicht infizierten Zellen nach Hypoxie (36 h) 46

Tabelle 11: Größen (bp) der verschiedenen PCR-Produkte................... 84

Abkürzungsverzeichnis

Ad	Adenovirus
Ad5	Adenovirus Typ 5
ADP	Adenovirus Death Protein
Ad-wt	Adenovirus-wildtyp
AFN	Atipamezol Flumazenil Naloxon
AP	Aktivator Protein
APS	Ammoniumpersulfat
AS	Aminosäure
ATCC	American Type Culture Collection
BD	Becton Dickinson
bp	Basenpaare
BSA	Bovines Serum Albumin
$CaCl_2$	Calciumchlorid
CAR	Coxsackie- und Adenovirusrezeptor
CD	Cluster of Differentiation
cDNA	Copy-DNA
cm^2	Quadratzentimeter
CO_2	Kohlenstoffdioxid
COL	Kollagen
CPA	Cyclophosphamid
CPE	Zytopathischer Effekt
CPT	Camptothecin
CR	Konservierte Region
CRAd	Conditionally Replicative Adenovirus
CSC	Cancer Stem Cell
CsCl	Cäsiumchlorid
DBA	2-Dodecenylbernsteinsäureanhydrid
DBP	DNA-bindendes Protein
DEPC	Diethylpyrocarbonat
Delo3	Deletion on 3 locations
DMEM	Dulbecco's Modified Eagle Medium
DMSO	Dimethylsulfoxid
DNA	Desoxyribonucleic Acid
dNTP	Desoxyribonukleosidtriphosphat
DTT	Dithiothreitol
E2F	E2-Promotor-bindender Faktor

EDTA	Ethylendiaminotetraessigsäure
EGF	Epidermal Growth Factor
EGFR	Epidermal Growth Factor Receptor
eIF4E	Eukaryotischer Translationsinitiationsfaktor 4E
ELISA	Enzyme Linked Immunosorbent Assay
EMT	Epitheliale-mesenchymale Transition
ERK	Extrazellulär-regulierte Kinase
EtOH	Ethanol
F35	Fiber vom Serotyp 35 (auch fib35)
FACS	Fluorescence Activated Cell Sorting
FBS	Fetales Bovines Serum
FGF	Fibroblast Growth Factor
FITC	Fluoresceinisothiocyanat
fw	Forward
g	Gramm
GBM	Glioblastoma Multiforme
h	Stunde
H$_2$O$_{dest}$	Destilliertes Wasser
HCl	Salzsäure
HE	Hematoxylin Eosin
HEK	Human Embryonal Kidney
HeLa	Henrietta Lacks alias Helen Lane
HER-2	Human Epidermal growth factor Receptor 2
HGFR	Hepatocyte Growth Factor Receptor
HIF	Hypoxia Inducible Factor
HRP	Horse Radish Peroxidase
HSV	Herpes Simplex Virus
IC$_{50}$	Mittlere Inhibitorische Konzentration
ICC	Immunzytochemie
IF	Immunfluoreszenz
IFU	Infectious Units
IG	Immunglobulin
IGF-1	Insulin-like Growth Factor 1
IHC	Immunhistochemie
IL	Interleukin
INF	Interferon
i.p.	Intraperitoneal

IQR	Interquartile Range
i.t.	Intratumoral
IVC	Individual Ventilated Cage
JAK	Januskinase
$K_2Cr_2O_7$	Kaliumdichromat
kDa	Kilodalton
kIE	Kilo-Inaktivatoreinheit
KOH	Kaliumhydroxid
L	Liter
LC3	Microtubule-associated protein Light Chain 3
LIF	Leukemia Inhibitory Factor (recombinant human)
M	Molariät
MAPK	Mitogen-aktivierte Proteinkinase
MDR	Multidrug Resistance
MEM	Minimal Essential Medium
MeOH	Methanol
mg	Milligramm
MG	Malignes Gliom
$MgCl_2$	Magnesiumchlorid
MGMT	O^6-Methylguanin-DNA-Methyltransferase
Min	Minute
mL	Milliliter
mm	Millimeter
mM	Millimolar
mm^3	Kubikmillimeter
MMF	Medetomidin Midazolam Fentanyl
MMP	Matrixmetalloproteinase
MNA	1-Methyl-5-Norbornen-2,3-dicarbonsäureanhydrid
MOI	Multiplicity of Infection
MP	Magermilchpulver
mRNP	Messanger Ribonukleinpartikel
mRNA	Messanger RNA
MSH2	MutS Homolog 2
mTOR	Mammalian Target of Rapamycin
MTT	3-(4,5-dimethylthiazol-2-yl)-2,5-diphenyltetrazolium bromide
MUST	Mutually Synergistic Therapy
MVD	Microvessel Density

µg	Mikrogramm
µL	Mikroliter
µM	Mikromolar
N_2	Stickstoff
NaCl	Natriumchlorid
$NaHCO_3$	Natriumhydrogenkarbonat
NaOH	Natriumhydroxid
NF	Nuclear Factor
ng	Nanogramm
nm	Nanometer
nM	Nanomolar
O_2	Sauerstoff
ORF	Open Reading Frame
OsO_4	Osmiumtetraoxid
P	Parental
PAA	Polyacrylamid
PBS	Phosphate Buffered Saline
PCI	Phenol-Chloroform-Isoamylalkohol
PCR	Polymerase-Kettenreaktion
PE	Phycoerythrin
PGP	P-Glykoprotein
PI3K	Phosphoinositid-3-Kinase
pmol	Picomol
PVDF	Polyvinyldenfluorid
QPCR	Quantitative PCR
Rb	Retinoblastom
RCA	Replikationskompetente Adenoviren
RDB	Resistent gegen Daunorubicin
rev	Reverse
RGD	Arginin-Glycin-Asparaginsäure
RNA	Ribonucleic Acid
RNAi	RNA-Interferenz
RNase	Ribonuklease
RPE	R-Phycoerythrin
RSK	Ribosomale S6-Kinase
rt	Real-time
RT	Reverse Transkription

s.c.	Subkutan
SDS	Sodiumdodecylsulfat
sec	Sekunde
SRB	Sulphorhodamin B
STAT	Signal Transducers and Activators of Transcription
TAE	Tris-Acetat-EDTA
TBS	Tris Buffered Saline
TBS-T	TBS mit Tween
TCA	Trichloressigsäure
TEM	Transmissions-Elektronenmikroskop
TEMED	Tetramethylethylendiamin
TK	Thymidinkinase
TKI	Thymidinkinaseinhibitor
TMZ	Temozolomid
TNF	Tumornekrosefaktor
TP	Terminales Protein
Tregs	Regulatorische T-Zellen
u	Units
ÜN	Über Nacht
UV	Ultraviolett
V	Volt
VAA	Voll Antagonisierbare Anästhesie
VEGF	Vascular Endothelial Growth Factor
WB	Western Blot
wt	Wildtyp
YB-1	Y-Box-bindendes Protein 1
ZNS	Zentrales Nervensystem

1 Einleitung
1.1 Das multifunktionale Protein YB-1
1.1.1 Die Rolle von YB-1 in zellulären Signaltransduktionskaskaden

Das Y-Box-bindende Protein 1 (YB-1) ist eines der evolutionär am besten erhaltenen Nukleinsäure-bindenden Proteine. Es gehört zur Superfamilie der Kälteschockproteine, welche sich durch eine hoch konservierte „Cold Shock Domain" auszeichnen. Die Bindungsstelle für YB-1 ist ein invertiertes CCAAT-Element – die so genannte Y-Box. Über diese bindet YB-1 an die DNA verschiedener Gene und spielt dadurch eine pleiotrope Rolle in zellulären Signalkaskaden [1].

Bis heute belegt eine Vielzahl wissenschaftlicher Publikationen, dass YB-1 als multifunktionaler, onkogener Transkriptions- und Translationsfaktor ein ideales Ziel für die Krebstherapie darstellt [2]. Beispielsweise sterben Haut-, Leber-, Darm-, Knochenmark- und Brustkrebszellen nach YB-1-Herunterregulation vermehrt ab [3-5], was darauf hindeutet, dass sowohl das Wachstum als auch das Überleben der Krebszellen von YB-1 abhängig ist. Zudem ist mittlerweile bekannt, dass YB-1 im Zusammenhang mit diversen Krebserkrankungen steht und vor allem wenn es kernlokalisiert vorliegt, als negativer prognostischer Marker unter anderem beim Ovarialkarzinom [6], Synovialsarkom [7], multiplem Myelom [4] sowie bei Brust- [5,8], Lungen- [9] und Prostatakrebs [10] identifiziert wurde.

Wie in Abbildung 1 dargestellt, ist YB-1 ein zentrales Protein am Ende verschiedener Signalkaskaden, wie dem Januskinase (JAK) und „Signal Transducers and Activators of Transcription" (STAT)-Weg, der z.B. über Interferon (INF) γ zu einer nukleären Translokation von YB-1 führt [11,12]. Zudem ist die Proteinkinase B (auch genannt AKT) aus dem Phosphoinositid-3-Kinase (PI3K)/AKT-Signalweg in der Lage YB-1 zu phosphorylieren und damit den Kerntransport zu induzieren [13,14]. Aber auch die extrazellulär-regulierte Kinase (ERK) 2, die ribosomale S6-Kinase (RSK) und das Protoonkogen c-Myc aus dem mitogen-aktivierten Proteinkinase (MAPK)/ERK-Signalweg führen nach Induktion durch das Protoonkogen Ras zu YB-1-Phosphorylierung bzw. -Aktivierung [15-17].

Interessanterweise ist YB-1 auch ein Zielgen des Transkriptionsfaktors Twist [18], welcher wie YB-1 an der epithelialen-mesenchymalen Transition (EMT) beteiligt ist [19,20]. Als EMT bezeichnet man den Übergang von Epithelzellen in Zellen mit mesenchymalen Eigenschaften, was mit Veränderungen in der Zell-Zell- sowie der Zell-Matrix-Adhäsion und damit mit erhöhter Migrationsaktivität und Metastasierung assoziiert ist [20].

Im Zytoplasma ist YB-1 als RNA-bindendes Protein zudem in die Translationskontrolle involviert. Als wichtige Komponente der „messenger" Ribonukleoproteinpartikel (mRNP) und durch Assoziation mit der 5'-Cap-Struktur der mRNA und damit Verdrängung des eukaryotischen Translationsinitiationsfaktors 4E (eIF4E) ist es für die Stabilisierung der mRNA verantwortlich. Erst durch YB-1-Phosphorylierung wird analog zur „mammalian Target of Rapamycin" (mTOR)-Aktivierung aus dem PI3K/AKT-Weg die inhibierende Wirkung aufgehoben, so dass es zur Initiation der Translation über eIF4E kommt [21,22].

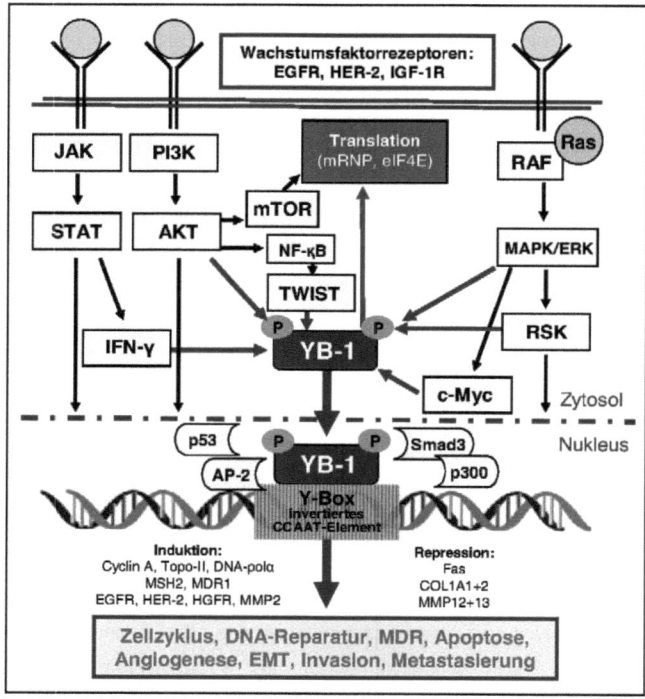

Abbildung 1: Schematische Darstellung der multiplen Funktionen von YB-1 in Krebszellen. Die Signaltransduktion wird z.B. durch Wachstumsfaktoren, wie dem Insulin-like Growth Factor 1 (IGF-1), initiiert, was zur Aktivierung verschiedener Kinasen führt, die in der Lage sind, YB-1 zu aktivieren/phosphorylieren. Es wird angenommen, dass die Phosphorylierung generell im Zytoplasma stattfindet, gefolgt von nukleärer Translokation und DNA-Bindung. Die Phosphorylierung kann aber auch eine Rolle bei der Translationsaktivierung, dem mRNA-Splicing und/oder dem mRNA-Transport spielen. Im Zellkern bindet YB-1 an Y-Boxen verschiedener Gene, die in die Tumorentwicklung involviert sind. Außerdem kann es durch Interaktion mit weiteren Transkriptionsfaktoren, wie z.B. p53 oder Smad3, indirekt die Genexpression beeinflussen. Somit ist YB-1 sowohl durch transkriptionelle als auch translationale Kontrolle an der Expression der Onkogenese beteiligt [2 (in Anlehnung an Abb. 4)].

Nach Transport in den Zellkern reguliert YB-1 die Transkription über direkte Bindung an eine Vielzahl von Genen, die in die Tumor- und Resistenzentwicklung involviert sind.

So wird z.B. die Expression der für Proliferation und Replikation verantwortlichen Proteine Cyclin A [23], Topoisomerase-IIα [7] und Polymerase α [24], sowie der für Reparatur und Resistenz („Multidrug Resistance", MDR) verantwortlichen Proteine MSH2 („MutS Homolog 2") [25] und MDR1 [7,8] induziert. Außerdem kommt es zur Aktivierung der Wachstumsfaktorrezeptoren „Epidermal Growth Factor Receptor" (EGFR), „Human Epidermal growth factor Receptor 2" (HER-2), des Protoonkogens *c-met* (kodiert für den „Hepatocyte Growth Factor Receptor" (HGFR)) [5,9] sowie der Matrixmetalloproteinase (MMP) 2 [26], welche alle mit Angiogenese, Zelladhäsion, -migration oder -invasion sowie der Metastasierung assoziiert sind.

Im Gegensatz dazu wird die Expression des Apoptosegens *fas* [27], der humanen Kollagene vom Typ alpha1(I) (COL1A1) [28] und alpha2(I) (COL1A2)) [11] sowie von MMP-12 und -13 [29,30] inhibiert.

YB-1 interagiert zudem mit anderen Transkriptionsfaktoren, wie p53 [3,31], dem Aktivator Protein 2 (AP-2) [32] oder Smad3 und p300 [12] und kann somit auch indirekt die Genexpression regulieren.

Demnach ist YB-1 ein zentraler Faktor in den verschiedensten Signaltransduktionswegen und wird auf Grund seiner Rolle in der Tumorentwicklung zu Recht als onkogener Transkriptions- und Translationsfaktor bezeichnet [2].

1.1.2 Der Einfluss von YB-1 auf die adenovirale Replikation

Der humane, zelluläre Faktor YB-1 liegt in vielen Tumorarten überexprimiert vor, wohingegen er in Normalgewebe nur gering oder gar nicht gebildet wird [33]. Normalerweise ist er primär im Zytoplasma lokalisiert, wo er als Translationsfaktor fungiert (vgl. Abschnitt 1.1.1).

In Abhängigkeit des Zellzyklus [23] bzw. durch Stressinduktion, wie Hyperthermie [34], UV-Strahlung oder Zytostatika [35], kommt es zur Kerntranslokation und dadurch zur Induktion der Transkription verschiedener Gene, welche z.B. zur Entstehung des MDR-Phänotyps beitragen [36] (vgl. Abb. 2).

Neben zellulären Faktoren können aber auch adenovirale Proteine am Kerntransport von YB-1 beteiligt sein. Vor allem die Komplex bildenden Proteine E1B55K und E4orf6, sind demnach für die YB-1-Translokalisation nach Adenovirusinfektion nötig [37,38].

YB-1 bindet daraufhin in virusinfizierten Zellen nicht nur an zelluläre Promotoren, sondern vor allem auch an den adenoviralen E2-late-Promotor und induziert somit die *E2*-Genexpression.

Die *E2*-Region kodiert für den Vorläufer des terminalen Proteins (TP), die DNA-Polymerase sowie das multifunktionale DNA-bindende Protein (DBP) und ist somit entscheidend für die Replikation des Adenovirus [37].

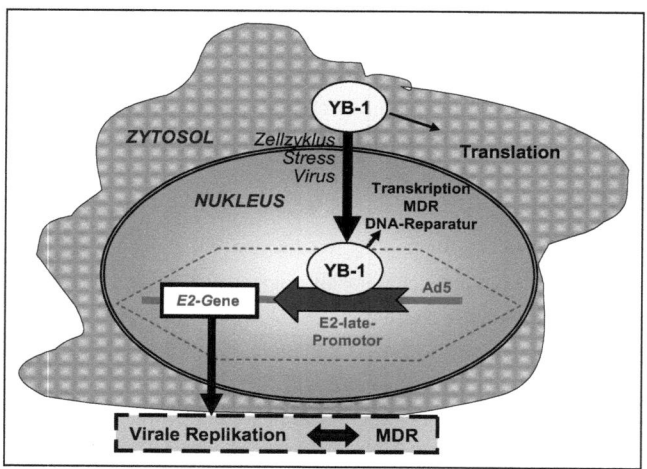

Abbildung 2: Die Rolle von YB-1 in zellulären und adenoviralen Mechanismen. Der humane Transkriptions- und Translationsfaktor YB-1 ist unter anderem in Zellzyklus sowie Resistenz- und Reparaturmechanismen involviert. Durch Stressinduktion, wie z.B. Virusinfektion, wird er in den Kern transloziert und bindet dort sowohl an zelluläre Promotoren als auch an den adenoviralen E2-late-Promotor und ermöglicht so die virale Replikation [37,38].

Durch die Induktion der viralen *E2*-Genexpression steht YB-1 aber nicht mehr für die Expression von zellulären Genen wie z.B. *mdr1* zur Verfügung, was zur Inhibition des MDR-Phänotyps und damit zu einer Resensitivierung der Zelle gegenüber Chemotherapeutika führt.

Eine Kombinationstherapie von YB-1-abhängigen onkolytischen Viren (vgl. Abschnitt 1.2.2) mit Bestrahlung oder Zytostatika wirkt dadurch nicht nur additiv, sondern wechselseitig synergistisch und wird daher als „Mutually Synergistic Therapy" (MUST) bezeichnet. Denn durch Zellstress wie Strahlen- oder Chemotherapie wird YB-1 zunächst in den Kern transloziert, was zur viralen Replikation und damit Zelllyse führt. Durch den YB-1-Verbrauch werden aber – wie oben erwähnt – die Resistenzmechanismen blockiert, so dass eine erneute Behandlung mit Bestrahlung oder Zytostatika umso effektiver ist [38].

1.2 Onkolytische Viren
1.2.1 Allgemeiner Therapieansatz
Das Prinzip der onkolytischen Viren zur Krebstherapie beruht auf natürlichen oder genetisch programmierten Eigenschaften, die nötig sind, damit die Viren spezifisch in Tumorzellen replizieren und diese abtöten können. Für die Krebsspezifität werden dabei die charakteristische Zelloberfläche oder intrazelluläre Veränderungen in der Genexpression, die während der Tumorentwicklung entstehen, ausgenutzt [39]. Unter anderem kommen hierfür das Newcastle Disease Virus [40], Reoviren [41], Vaccinia Viren [42] oder Herpes Viren [43] in Frage, welche sich teilweise schon in klinischen Studien der Phasen II oder III befinden [44].

Die am besten untersuchten onkolytischen Viren sind allerdings die Adenoviren, welche ebenfalls bereits am Patienten getestet werden [45]. Durch genetische Manipulation werden diese so verändert, dass sie sich nur noch in Abhängigkeit von krebsspezifischen Faktoren vermehren können und werden deshalb als „Conditionally Replicative Adenoviruses" (CRAd) bezeichnet [46].

Die Selektivität für Krebszellen wird hierbei z.B. über tumorspezifische Promotoren, wie den humanen Telomerase Reverse Transkriptase-Promotor [47] oder den Prostataspezifisches Antigen-Promotor [48] erreicht.

Aber auch in den Krebszellen typisch defekte Signalwege können für die Tumorspezifität ausgenutzt werden. Das onkolytische Adenovirus Delta24 weist z.B. eine 24 Basenpaar (bp)-Deletion in der konservierten Region (CR) 2 des *E1A*-Gens auf, wodurch keine Bindung mehr von E1A an das Retinoblastom-Protein (Rb) möglich ist. Das führt dazu, dass der E2-Promotor-bindende Faktor (E2F) nicht mehr aus dem Komplex mit Rb freigesetzt wird und somit auch nicht mehr den E2F-abhängigen E2-early-Promotor, der die virale *E2*-Genexpression zu einem frühen Zeitpunkt der Infektion kontrolliert, aktivieren kann. Eine spezifische Replikation ist daher angeblich nur in Rb-defekten Tumorzellen möglich [49].

Eine weitere Strategie für krebszellspezifische Replikation ist es die virale Vermehrung in Abhängigkeit zum Tumorsuppressor p53 zu setzen, welcher in vielen Krebsarten mutiert und damit inaktiv vorliegt [50]. Gurlevik *et al.* stellten z.B. die Expression bestimmter microRNAs unter einen p53-abhängigen Promotor, so dass es nur in gesunden, p53-wildtyp-Zellen zu einer antiviralen RNA-Interferenz (RNAi) und damit zur Unterdrückung der viralen Replikation kommt [51].

Die angeblich inhibierende Wirkung des adenoviralen Proteins E1B55K auf p53 führte zur Entwicklung E1B55K-deletierter Viren, die sich demnach nur in p53-defekten Tumorzellen vermehren sollten, wie das erste klinisch untersuchte Adenovirus Onyx-015 [52]. Dessen p53-Abhängigkeit konnte zwar schnell widerlegt werden [53], aber dennoch wurde mit H101 im November 2005 ebenfalls ein E1B55K-deletiertes Adenovirus als weltweit erste onkolytische Virustherapie gegen Hals- und Kopf-Tumoren in China zugelassen [54].

1.2.2 YB-1-abhängige onkolytische Adenoviren

Die in dieser Arbeit zu untersuchenden viralen Konstrukte leiten sich alle von dem bereits 1984 von Haley *et al.* beschriebenen, E1A-mutierten dl520-Virus ab. Dieses Virus weist eine 11 bp-Deletion in der CR3 des *E1A*-Gens auf, so dass nur das 243 Aminosäuren (AS) große E1A12S-Protein, aber nicht das 289 AS große E1A13S-Protein gebildet werden kann [55]. Das kleine 12S-Protein induziert zwar auch die Transaktivierung von weiteren viralen und zellulären Genen, ist aber viel weniger effizient als das große 13S-Protein [56]. Daher ist das dl520-Virus nicht oder nur bedingt in der Lage, Proteine wie E1B55K oder E4orf6 zu exprimieren und somit YB-1 in den Kern zu transportieren und den E2-late-Promotor zu aktivieren (vgl. Abb. 3).

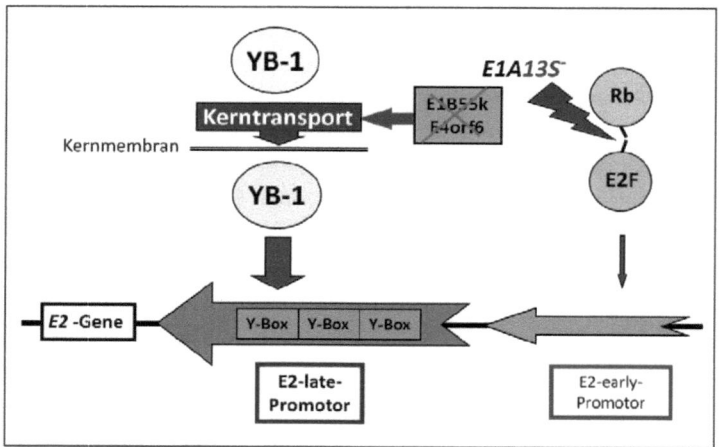

Abbildung 3: Das Prinzip der YB-1-abhängigen onkolytischen Viren. Durch Fehlen von E1A13S kommt es zu keiner Transaktivierung der viralen Gene, so dass E1B55K und E4orf6 nicht für den Kerntransport von YB-1 zur Verfügung stehen. Der E2F-abhängige E2-early-Promotor kann zwar noch über die Spaltung des Rb-E2F-Komplexes aktiviert werden; dieser spielt aber im Gegensatz zum YB-1-abhängigen E2-late-Promotor nur eine untergeordnete Rolle für die *E2*-Genaktivierung. Dadurch können YB-1-abhängige onkolytische Viren nur in solchen Zellen effizient replizieren, in denen YB-1 bereits im Kern vorliegt [37,38 (in Anlehnung an Abb. 1a),57].

Dieser ist unabhängig vom adenoviralen E1A-Protein bzw. wird die Genexpression von DBP sogar über den E2-late-Promotor durch E1A12S inhibiert [58].
Dagegen wird der E2-early-Promotor durch E1A aktiviert, indem dieses den Transkriptionsfaktors E2F – durch Bindung an den Tumorsuppressor Rb – freisetzt [59]. Der

E2F-abhängige E2-early-Promotor wird zwar schon etwa eine Stunde nach Infektion angeschaltet, eine prädominante Rolle für die *E2*-Genaktivierung spielt aber der E2-late-Promotor, welcher vor allem nach sechs bis zwölf Stunden viel stärker aktiviert wird als der „frühe" Promotor [38].

Durch Fehlen des YB-1-Kerntransports und der darauf folgenden Aktivierung des YB-1-abhängigen E2-late-Promotors, können E1A13S-negative Viren, wie dl520, daher nur in Zellen replizieren, in denen YB-1 bereits im Zellkern vorliegt. Derartige Viren werden deshalb als YB-1-abhängig bezeichnet [57] und sind besonders spezifisch für resistente Krebszellen, da in diesen oft schon eine Kernlokalisation von YB-1 vorhanden ist [8].

1.2.3 Weiterentwicklung des dl520-Virus

Die Effektivität von dl520 bei der Therapie des Glioblastoms konnte vor allem in Kombination mit Zytostatika und Bestrahlung bereits gezeigt werden [60,61]. Eine Weiterentwicklung ist das adenovirale Konstrukt Ad-Delo3-RGD, welches schon im Pankreasmodell getestet wurde [62]. Dieses weist neben der E1A-Mutation noch Deletionen von E1B19K und E3 sowie ein zusätzliches Arginin-Glycin-Asparaginsäure (RGD)-Motiv in der Fiberregion auf.

Bei E1B19K handelt es sich um ein Bcl2-Homolog und damit um ein antiapoptotisches Protein, welches den durch Abwehrmechanismen der Zelle induzierten Zelltod verhindern kann. Das Fehlen dieses Proteins soll daher zu einer schnelleren und effizienteren Zelllyse und damit zu vermehrter Virusfreisetzung und verstärkter onkolytischer Potenz führen [63,64].

Die E3-Region kodiert unter anderem für das adenovirale „death" Protein (ADP), welches ebenfalls für eine effiziente Zelllyse und virale Verbreitung sorgen soll [65]. Außerdem verhindern die E3-Proteine die Immunantwort gegen das Virus, wobei vor allem das 14,7K-Protein und der Komplex aus 10,4K und 14,5K durch Inhibition der Tumornekrosefaktor (TNF)-induzierten Zelllyse eine Rolle spielen [66-68].

Ein Fehlen des E3-Glykoproteins (gp) 19k hat dagegen keinen Einfluss auf die Viruselimination [67], so dass an dieser Stelle die Möglichkeit besteht, ein therapeutisches Transgen unter der Kontrolle des viralen E3-Promotors einzufügen. Hierfür kommen z.B. Interleukine (IL), wie IL-12 oder IL-24 in Frage, die an der Regulation des Immunsystems beteiligt sind und bereits durch Expression in CRAds verstärkte Antitumoreffekte gezeigt haben [69,70].

Eine Weiterentwicklung der in dieser Arbeit untersuchten YB-1-abhängigen Adenoviren ist allerdings das Einfügen von exogenem YB-1 als Transgen, welches sobald die virale Replikation einmal in Gang gesetzt wurde, diese dadurch noch mal verstärken soll. Die Effektivität verschiedener Konstrukte mit und ohne E1B19K- sowie E3-Region (mit und ohne YB-1 als Transgen) soll daher im Gliommodell untersucht werden.

1.2.4 CAR-unabhängige Infektionsmechanismen

Der primäre Rezeptor für das Adenovirus Typ 5 (Ad5) ist der Coxsackie- und Adenovirusrezeptor (CAR) [71], über welchen die erste Interaktion mit dem Fiberprotein des Virus stattfindet. Die anschließende Wechselwirkung zwischen dem RGD-Motiv in der Pentonbasis und Zelloberflächenintegrinen, wie den αV-Integrinen, führt dann zur Internalisierung des Virus [72,73]. Durch die Lokalisation von CAR in den „Tight Junctions" an den Zell-Zellkontakten kann die Zugänglichkeit des Rezeptors allerdings begrenzt sein [74]. Zudem wird dieser Eintrittsmechanismus limitiert durch die variable Expression von CAR auf humanen Krebszellen, wie z.B. den Gliomzellen [75,76]. Eine Möglichkeit dennoch eine effektive Infektion zu erzielen, ist daher das Einfügen eines RGD-Motivs in den H1-Loop der Fiber-Knob-Region, so dass die RGD-Integrin-Interaktion als CAR-unabhängiger Infektionsweg genutzt wird [77].

Da auf Gliomzellen der „Cluster of Differentiation" (CD) 46 hoch exprimiert vorliegt [76], bietet sich außerdem eine weitere Möglichkeit für eine CAR-unabhängige Infektion an: Adenoviren der Spezies B (z.B. Serotyp 35) binden vornehmlich an CD46, so dass durch einen Austausch des Fiberproteins dieser Zellkontakt auch für andere Adenoviren nutzbar gemacht werden kann [78,79].

1.2.5 Adenoviren und das Immunsystem

Neben dem begrenzten Zelleintritt stellt aber auch die Immunneutralisierung eine mögliche Limitierung für einen effizienten Einsatz onkolytischer Viren in der Klinik dar. Gerade gegen das Adenovirus besteht bei 90 % der Bevölkerung bereits eine humorale und zelluläre Immunität [80] und auch das angeborene Immunsystem spielt eine entscheidende Rolle bei der Viruselimination [81]. Dies erschwert vor allem den systemischen Einsatz der Viren, so dass es zu einer Inhibition der Antitumoraktivität kommen kann [82]. Um dieses Problem zu umgehen, bietet sich eine Immunsuppression mit Cyclophosphamid (CPA) an, welches sowohl das angeborene als auch das erworbene Immunsystem in Form der neutralisierenden Antikörper inhibiert [83]. Eine Kombination mit CPA führt dadurch zu einer ungehinderten Virusreplikation und damit erhöhten Antitumoreffizienz [84,85]. Zudem scheint CPA selektiv die regulatorischen T-Zellen (Tregs) zu eliminieren oder zumindest ihre Funktion zu inhibieren, so dass nicht nur die antivirale Immunantwort vermindert, sondern auch die Immunreaktion gegen den Tumor verstärkt wird [86,87].

1.3 Das Glioblastom

1.3.1 Krankheitsbild

Gliome sind hirneigene Tumoren, die aus veränderten Gliazellen, den Stützzellen des Gehirns hervorgehen und zu denen z.b. je nach Ursprung der entarteten Zellen die Oligodendrogliome und Astrozytome gehören. Man unterscheidet hierbei langsam wachsende, nicht infiltrative (Grad I und II) und sich schnell teilende, hoch invasive (Grad III und IV) Gliome. Letztere zählen zu den hochgradig bösartigen, also malignen Gliomen (MG). Gliale Neoplasien machen zwar nur 0,5 - 1 % aller Krebsfälle in den meisten westlichen Ländern aus, allerdings sind davon mehr als Dreiviertel maligne [88,89]. In den USA hat das MG z.B. eine Inzidenz von 7,3, was etwa 14.000 Neuerkrankungen pro Jahr entspricht [90].

Auf Grund der Lokalisation, dem aggressiven biologischen Verhalten und dem diffusen infiltrativen Wachstum gehört das MG zu einer der Krebsarten mit der schlechtesten Prognose, die in den meisten Fällen zum Tod führt [88].

Beim Glioblastoma multiforme (GBM), dem häufigsten primären Gehirntumor bei Erwachsenen, handelt es sich ebenfalls um ein MG, genauer gesagt um ein Astrozytom, welches auf Grund seiner schlechten Prognose von der „World Health Organisation" dem Grad IV zugeordnet wird [89]. Die Überlebensprognose nach GBM-Diagnose hat sich in den letzten Jahren durch die Entwicklung neuer Therapien nur bedingt gebessert. So konnte die mittlere Überlebenszeit von nur etwa drei Monaten nach alleiniger operativer Entfernung des Tumors durch die momentane Standardtherapie – bestehend aus Operation, Bestrahlung und dem Chemotherapeutikum Temozolomid (TMZ) – auf immerhin 14,6 Monate gesteigert werden [91,92]. Aber auch mit dieser Behandlung beträgt die Überlebenswahrscheinlichkeit nur 27 % nach zwei Jahren und weniger als 10 % nach fünf Jahren [93].

1.3.2 Therapiemöglichkeiten

Eine chirurgische Entfernung des Gehirntumors ist bedingt durch seine Lokalisation nicht immer oder zumindest nicht vollständig möglich, da meist einzelne Tumorzellen das gesunde Gehirngewebe bereits infiltriert haben. Daher ist eine anschließende alternative Behandlung zur Verlängerung des rezidivfreien Überlebens unabdingbar. Lange Zeit war hier die Bestrahlung die Therapiemethode der Wahl, während systemische Chemotherapie nur eine limitierte Rolle gespielt hat [94,95]. Problematisch ist hierbei vor allem die Wirkstoffapplikation in den Tumor, die durch die natürlichen Barrieren des zentralen Nervensystems (ZNS), wie die Blut-Hirn-Schranke, limitiert wird [96]. Erst seit der von Stupp *et al.* publizierten Phase III-Studie werden die

Patienten momentan standardmäßig nach Operation und Bestrahlung mit dem DNA-Methylator TMZ adjuvant therapiert. Dadurch konnte die mittlere Überlebenszeit von 12,1 (nur Bestrahlung) auf 14,6 Monate (Bestrahlung plus TMZ) gesteigert werden und auch die Zwei-Jahres-Überlebensrate verbesserte sich von 10,4 auf 26,5 % [92]. Eine wichtige Rolle für den Erfolg der Therapie spielt hierbei das DNA-Reparatur-Protein O^6-Methylguanin-DNA-Methylstransferase (MGMT), welches in der Lage ist den TMZ-induzierten Methylierungsschaden rückgängig zu machen [97]. Von dieser Therapie profitieren daher solche Patienten, bei denen MGMT in Folge von Promotormethylierung nicht exprimiert wird [98,99]. Trotz dieses viel versprechenden Fortschritts ist die Entwicklung weiterer effektiver Behandlungsmethoden vor allem für Patienten, die nicht auf die TMZ-Therapie ansprechen, nötig.

Es bleibt aber die Frage, ob eine Verbesserung der Operations-, Bestrahlungs- oder Chemotherapiemethoden überhaupt noch einen entscheidenden Einfluss auf den Verlauf der Krankheit haben kann. Eine große Herausforderungen für die erfolgreiche Behandlung von GBM ist nämlich die extrem heterogene Zellpopulation innerhalb des Tumors, charakterisiert durch hohe Chemo-/Bestrahlungsresistenz und infiltratives Wachstum [88]. Zudem konnten verschiedene Studien eine $CD133^+$-Subpopulation, die so genannten „Cancer Stem Cells" (CSC) identifizieren, welche tumorinitiierenden Eigenschaften aufweisen und damit vermutlich für die Rezidivbildung verantwortlich sind [100,101]. Eine spezielle Virotherapie gegen diese selbst erneuernden CSC stellt somit eine viel versprechende Therapiemöglichkeit dar [90].

Auch sonst setzt die Forschung auf die Entwicklung gezielter Therapien. So wird z.B. das Adenovirus AdvHSV-TK, welches die Thymidinkinase (TK) des Herpes Simplex Virus (HSV) exprimiert, in Kombination mit Ganciclovir gegen operable, primäre und rezidivierende, hochgradige Gliome eingesetzt. Das Virus wird dabei direkt in die Operationswunde injiziert, so dass die TK hier das intravenös verabreichte „Prodrug" Ganciclovir in seine aktive Wirkform umwandelt [102].

Auch im Rahmen der Immuntherapie steht ein breites Spektrum an verschiedenen Strategien zur Verfügung, wobei man die viel versprechende adaptive T-Zell-Therapie in Form von tumorassoziierten Antigen-spezifischen T-Zellen, die aktive Immuntherapie mittels Tumorvakzinen und die passive Immuntherapie z.B. mittels Antikörper gegen EGFR unterscheidet [103]. Ein ebenfalls immuntherapeutischer und antiangiogenetischer Ansatz (vgl. Abschnitt 1.3.3) ist Bevacizumab – ein monoklonaler Antikörper gegen den „Vascular Endothelial Growth Factor" (VEGF) – das derzeitige Medikament der Wahl bei der Behandlung von rezidiven Gliomen [104,105].

Zudem hat auch das Zytostatikum und Immunsuppressivum CPA zumindest geringfügige Effizienz bei der Behandlung von rezidivem, TMZ-unempfindlichem GBM gezeigt [106], so dass wahrscheinlich die effektivste Therapie aus der Kombination von traditionellen Methoden wie Operation, Bestrahlung und Chemotherapie mit neueren, gezielt einsetzbaren Medikamenten besteht.

1.3.3 Antiangiogenetischer Therapieansatz

Ein spezielles Ziel bei der Antigliomtherapie ist das Verhindern der Angiogenese - also die Ausbildung neuer Blutgefäße, um die Versorgung des Tumors mit Nährstoffen und Sauerstoff zu unterbinden. Antiangiogenetische Ansätze stehen bei der Behandlung von Gliomen immer mehr im Vordergrund, da diese sich oft durch eine unnatürliche, dysfunktionale Tumorvaskulatur auszeichnen [107].

Die Angiogenese wird primär durch sauerstoffarme Bedingungen innerhalb des Tumors initiiert. Diese Hypoxie führt dabei zu chronischer Aktivierung des „Hypoxia Inducible Factor" (HIF)-Signalwegs, so dass z.B. über den Transkriptionsfaktor HIF-1α die Produktion von VEGF angeregt wird [108].

VEGF ist eines der Schlüsselproteine für die Regulation des hypervaskulären Phänotyps von primären, malignen Gehirntumoren [109] und damit wie auch EGFR ein ideales Ziel für antiangiogenetische Therapieansätze.

Das Neutralisieren von VEGF mittels des löslichen Rezeptors VEGF-Trap [109] induziert daher ebenso einen Antigliomeffekt wie die bereits erwähnten monoklonalen Antikörper, Bevacizumab gegen VEGF oder Cetuximab gegen EGFR, die die Gefäßpermeabilität und -perfusion erniedrigen. Weiter kommen auch Tyrosinkinaseinhibitoren, wie Gefitinib – so genannte „Small Molecule"-Inhibitoren – in Frage, deren Wirkmechanismus auf der Fähigkeit die Zellkommunikation und die Rezeptor-Signalwege zu stören beruht. Außerdem dienen die $α_V$-Integrine als potenzielles Ziel antiangiogenetischer Therapieansätze, indem das Peptid Cilengitid mit seinem RGD-Motiv diese hemmt und so die Bildung und das Wachstum von tumoreigenen Blutgefäßen unterbinden soll [108].

Auch hier gilt, dass für eine möglichst effektive klinische Anwendung eine Kombination der verschiedenen Therapieansätze nötig ist. Speziell der Einsatz von Bevacizumab oder Cilengitid zusammen mit TMZ und Bestrahlung hat bereits viel versprechende Ergebnisse bei guter Toleranz zur Therapie von neu diagnostiziertem GBM geliefert [110,111].

1.4 Ziel der Arbeit

Auf Grund des begrenzten Erfolges von derzeitigen Methoden zur Therapie maligner Tumorerkrankungen des Gehirns, besteht die Notwendigkeit neue, experimentelle Behandlungsmethoden zu entwickeln. Die Grundlage der in dieser Arbeit untersuchten Strategie ist die Tatsache, dass der humane, zelluläre Faktor YB-1 im Glioblastom und vor allem in rezidivem GBM überexprimiert vorliegt [112,113].

Im Folgenden sollen daher verschiedene YB-1-abhängige onkolytische Adenoviren auf ihre Effizienz im Gliommodell untersucht werden. Hierfür werden die Konstrukte, welche sich in der An- bzw. Abwesenheit der viralen E1B19K- und E3-Proteine, YB-1 als möglichem therapeutischen Transgen sowie verschiedenen Fibermodifikationen unterscheiden, zunächst *in vitro* in verschiedenen Glioblastomzelllinien analysiert. Neben Infektion, Replikation, Zellmorphologie bzw. -lyse und viraler Verbreitung sollen ferner der Zelltod sowie eventuelle antiangiogenetische Eigenschaften vor allem unter hypoxischen Bedingungen genauer betrachtet werden.

Abschließend wird auch in Hinblick auf eine geplante klinische Studie die Antitumoreffizienz zweier verschiedener, besonders effizienter Konstrukte in *in vivo*-Versuchen an Nacktmäusen in Kombination mit dem GBM-Standard-Chemotherapeutikum TMZ oder dem Immunsuppressivum CPA evaluiert. Hierbei wird nicht nur das Tumorvolumen metrisch und mittels Biolumineszenzimaging verfolgt, sondern auch eine ausführliche histologische Untersuchung durchgeführt. Dadurch soll eine genauere Aussagen über den Wirkmechanismus der untersuchten Therapiemöglichkeiten, z.B. bezüglich Antiangiogenese, Zelltod oder Immunzell-aktivierung möglich gemacht werden.

Die aus dieser Arbeit gewonnenen Erkenntnisse sollen dann als Grundlage für die Planung und Durchführung einer klinischen Phase I-Studie dienen.

2 Material und Methoden

2.1 Material

2.1.1 Geräte

Tabelle 1: Geräte

Gerät	Bezeichnung/Hersteller
Agarose-Gelelektrophoresesystem	Mini horizontal submarine unit, Amersham Biosciences mit POWER PAC 200 oder 300, Biorad
Biolumineszenzimaging-System	Xenogen IVIS 100, Xenogen Corporation
Brutschränke	CO_2 water jacketed incubator, Forma Scientific Heracell150i, Thermo Scientific
„Fluorescence Activated Cell Sorter" (FACS)	FACS Vantage, Bekton Dickinson (BD)
Feinwaagen	PCE-LSM 2000, PCE-Group Research RC210P, Sartorius
Immunfärbehalterung	Shandon Sequenza Slide Rack, Thermo Scientific
Mauskäfige	Typ II L, IVC, Tecniplast
Mikroskope und Kameras	Axiovert 25 und 135, Axio Cam MRC, Zeiss AxioImagerZ1 mit ApoTome, Zeiss Eclipse E200, Nikon Instruments Inc.
Neubauer Zählkammer	Schubert
PCR („Polymerase Chain Reaction")-Gerät	Robocycler Gradient 40, Stratagene
Photometer	BioPhotometer, Eppendorf Victor^2 1420 Mulitlabel Counter, Wallac
Pipetten	20, 100, 200 und 1000µL, Eppendorf
Pipettierhilfe	Accu-jet®, Brand
Real-time (rt) PCR-Gerät	ABI Prism 7900HT Sequence Detection System, Applied Biosystems
Schüttler	Schüttler MTS 2, IKA-Labortechnik Mini Rocker MR-1, Kisker
Sterilbank	Kendro Laboratory Products
Tumormessgerät	Digital Caliper, Holex
Thermomixer	Thermomixer compact, Eppendorf
Transmissions-Elektronenmikroskop (TEM)	EM 10 CR, Zeiss
Ultramikrotom	Ultracut E, Reichert-Jung (jetzt Leica)
UV-Image Station	LTF-Labortechnik
UV-Tisch	Biotech-Fischer GmbH
Vortexer	Minishaker MS2, IKA-Labortechnik
Wasserbad	Memmert
Western Blot (WB): Gelgießapparatur	Multiple Gel Caster, Amersham Biosciences
WB: Laufkammer	Mighty Small II SE250/SE260, Hoefer
WB: Blotapparatur	Criterion Blotter, Biorad
WB: Imagestation	IS440CF; Kodak Digital Service
Zentrifugen	Mini Zentrifuge MCF-2360, LMS Consult Tischzentrifuge 5417R, Eppendorf Megafuge 2.0R, Heraeus Sepatech Ultrazentrifuge Optima^{TM} LE-80K, Beckmann

2.1.2 Verbrauchsmaterialien

Tabelle 2: Verbrauchsmaterialien

Verbrauchsmaterial	Bezeichnung/Hersteller
BEEM-Kapseln	Roth
Cu-Grids	Electron Microscopy Sciences
Deckgläser 24 x 50 mm	Menzel-Gläser
Einmalplastikküvetten	UVette, 50-2000 µL, 10/2 mm, Eppendorf
Einmalskalpell	Disposable scalpel, Feather
Entsalzungssäulen	Disposable PD-10 Desalting Columns, GE Healthcare
FACS-Röhrchen	5 mL Rundbodenröhrchen (mit in der Kappe integriertem Zellsieb), Polystyrol, BD Falcon
Filter für Sterilfiltration	0,2 µM, Josef Peske OHG
Filterspitzen	Multi Guard Barrier Tips 10, 10-250 und 100-1000 µL, Sorenson, Bioscience, Inc. Aerogard®Tips 1-40 und 1-250 µL, Alpha Laboratories
Immunfärbekammern	Shandon Coverplate Disposable Immunostaining Chambers, Thermo Scientific
Mikrospin-Röhrchen	MicroSpin™ G25, Amersham Biosciences
Nitrozellulosemembran	Amersham Hybond ECL, GE Healthcare
Objektträger Superfrost Plus	Thermo Scientific
Pasteurpipetten	150 und 230 mm, Hirschmann
Pipettenspitzen	0,5-20, 2-200 und 100-1000 µL, Peske
PVDF-Membran	Amersham Hybond-P, GE Healthcare
Real-time-PCR Zubehör	Micro Amp Optical 96-Well Reaction Plate with Barcode, Applied Biosystems Micro Amp Optical Adhesive Film, Applied Biosystems
Reaktionsgefäße mit Deckel	1,5 und 2 mL, Peske
Reaktionsgefäße für PCR	0,5 mL, Peske
Sterile Insulinspritzen	BD Micro-Fine+ U40 Insulinspritzen (1 mL), 0,33 mm(29 G)x12,7 mm, BD Consumer Healthcare
Sterile Kanülen	20 G x 1 ½" und 23 G x 1 ¼", BD Mircolance™3
Sterile serologische Pipetten	1, 2, 5, 10, 25 und 50 mL, Falcon
Sterile Spritzen	2, 5, 10 und 20mL BD Discardit™II
Ultrazentrifugenröhrchen	Ultra-Clear Centrifuge Tubes 1 x 3 1/2 und 5/8 x 4 in, Beckmann
Zellkulturflaschen	75 und 150 cm^2, TPP
Zellkulturplatten	6-, 12-, 24- und 96-Well, TPP
Zellkulturschalen	100 x 20 und 150 x 20 mm, TPP
Zellschaber	24 und 30 cm, TPP
Zentrifugenröhrchen	15 und 50 mL, TPP

2.1.3 Chemikalien

Tabelle 3: Chemikalien

Chemikalie	Hersteller
Aceton	Merck
Agarose (peqGold Universal Agarose)	Peqlab
Ammoniumacetat	Fluka
Ammoniumpersulfat (APS)	Roth
Bleicitrat	Sigma-Aldrich
Bovines Serum Albumin (BSA)	Serva

Calciumchlorid (CaCl$_2$)	Merck
Camptothecin (CPT)	Sigma-Aldrich
Cäsiumchlorid (CsCl)	Applied Biosystems
Chloroform	Merck
Cyclophosphamid (CPA)	Sigma-Aldrich
Daunorubicin	Sigma-Aldrich
Dimethylarsinsäure Natriumsalz	Merck
Dimethylsulfoxid (DMSO)	Sigma-Aldrich
Dithiothreitol (DTT)	Fluka
Eosin	Sigma-Aldrich
Essigsäure	Merck
Ethanol	Merck
Ethidiumbromid	Boehringer Mannheim
Ethylendiaminotetraessigsäure (EDTA)	Merck
Formalin (10%, neutral gepuffert)	Sigma-Aldrich
D-Glucose	Merck
Glycidether 100 (Epon 812)	Roth
Glycidether-Härter DBA (2-Dodecenylbernsteinsäureanhydrid)	Roth
Glycidether-Härter MNA (1-Methyl-5-norbornen-2,3-dicarbonsäureanhydrid)	Roth
Glycerin	Merck
Glycin	Merck
Glykogen	Sigma-Aldrich
Glutaraldehyd	Fluka
Hematoxylin	Dako
4-Hydroxy-CPA	IIT Uni Bielefeld GmbH Niomech
Isopropanol	Merck
Kaliumdichromat (K$_2$Cr$_2$O$_7$)	Merck
Kaliumhydroxid (KOH)	Merck
Kresolrot	Sigma-Aldrich
Magermilchpulver (MP)	AppliChem
Magnesiumchlorid (MgCl$_2$)	Fermentas
Methanol	Merck
MTT(3-(4,5-dimethylthiazol-2-yl)-2,5-diphenyltetrazolium bromide)	Sigma-Aldrich
Natriumacetat	Merck
Natriumchlorid (NaCl)	Fluka
Natriumcitrat	Merck
Natriumhydrogenkarbonat (NaHCO$_3$)	Merck
Natriumhydroxid (NaOH)	Merck
Nuklease-freies Wasser	Promega
Osmiumtetraoxid (OsO$_4$)	Merck
Phenol-Chloroform-Isoamylalkohol (PCI) 25:24:1	Sigma-Aldrich
Polyacrylamid (PAA): Rotiphorese Gel 40 (19:1)	Roth
Propylenoxid	Merck
Saccharose	Merck
Salzsäure (HCl) (37%)	Merck
Sodiumdodecylsulfat (SDS)	Fluka
Sulphorhodamin B (SRB)	Sigma-Aldrich
Tetramethylethylendiamin (TEMED)	Roth
Temozolomid (TMZ)	LKT Laboratories
Trichloressigsäure (TCA)	Sigma-Aldrich
Tris Base	Roche
2,4,6-Tris(dimethylaminomethyl)phenol	Sigma-Aldrich

Triton X-100	Sigma-Aldrich
Trizol-Reagent	Invitrogen
Trypanblau (0,4%)	Sigma-Aldrich
Tween-20	Fluka
Uranylacetat	Fluka

2.1.4 Selbsthergestellte Lösungen

Tabelle 4: Selbsthergestellte Lösungen

Lösung	Enthält:
CsCl 1,33	45,42 g CsCl in 100 mL 10 mM Tris-HCl (pH 7,8)
CsCl 1,45	60,90 g CsCl in 100 mL 10 mM Tris-HCl (pH 7,8)
DNA-Isolation: Aufschlusspuffer	100 mM NaCl, 10 mM Tris-HCl (pH 8,0), 25 mM EDTA (pH 8,0), 0,5 % SDS
DNA-Isolation: Fällpuffer	400 mM Ammoniumacetat in EtOH (100 %)
Gelelektrophorese: 1x TAE-Puffer	40 mM Tris-HCl (pH 8,0), 1 mM EDTA (pH 8,0), 0.1 % Essigsäure
MTT-Färbelösung	1 mg/mL MTT, 5 mg/mL Glucose in PBS
MTT-Solubilisierungslösung	10 % Triton X-100 in 0,1 N HCl in Isopropanol
PCR-Mix (mit Kresolrot)	1x Taq-Puffer mit Ammoniumsulfat, 10 % Glycerin, 0,4 mM dNTPs, 1,5 mM $MgCl_2$, je 0,5 µM fw und rev Primer, 0,1 u/µL Taq-Polymerase, 1-10 ng/µL Template-DNA
SRB-Färbelösung	0,5% SRB in 0,1% Essigsäure
TEM: Cacodylatpuffer (0,1 M)	0,1 M Dimethylarsinsäure Natriumsalz, mit HCl auf gewünschten pH-Wert eingestellt
TEM: Chrom-Osmiumsäure-Nachfixiergemisch	1 Teil Pufferlösung (5 %-ige, wässrige Kaliumdichromat-Lösung mit KOH auf pH 7,2 eingestellt), 1 Teil Salzlösung (3,4 % NaCl) und 2 Teile 2 %-ige OsO_4-Lösung
TEM: Epon	Epon gebrauchsfertig: 250 mL enthalten: 61,5 g DBA, 81,5 g MNA, 130,5 g Glycidether 100 und 3,75 mL 2,4,6-Tris(dimethylaminomethyl)phenol
TEM: Glutaraldehyd-Fixierlösung	2,5 % Glutaraldehyd in 0,1 M Cacodylatpuffer (pH 7,6), 4 % Saccharose, 2 mM $CaCl_2$
TEM: Waschlösung	0,1 M Cacodylatpuffer (pH 7,4), 4 % Saccharose, 2 mM $CaCl_2$
WB: Blotting-Puffer	25 mM Tris-HCl (pH 8), 192 mM Glycin, 0,05% SDS, 20 % MeOH
WB: Ladepuffer (10x)	0,5 M DTT, 62,8 mM Tris-HCl (pH 6,8), 2 % SDS, 10 % Glycerin, Bromphenolblau
WB: Elektrophoresepuffer (10x)	250 mM Tris-HCl (pH 8,6), 1,92 M Glycin, 1 % SDS
WB: Sammelgel	125 mM Tris-HCl (pH 6,8), 5 % PAA, je 0,1 % APS, TEMED und SDS
WB: Trenngel	375 mM Tris-HCl (pH 8,6), 10-14 % PAA, je 0,1 % APS, TEMED und SDS
WB: 1x PBS-T	1x PBS (Biochrom) mit 0,1 % Tween-20
WB: 10x TBS („Tris Buffered Saline")	0,1 M Tris-HCl (pH 7,6), 1,5 M NaCl
WB: 1x TBS-T	1x TBS mit 0,1 % Tween-20

2.1.5 Enzyme, Puffer und sonstige gekaufte Substanzen

Tabelle 5: Enzyme, Puffer und sonstige gekaufte Substanzen

Substanz	Hersteller
Aqua ad injectabilia	DeltaSelect
Atipamezol (Antisedan)	Pfizer
Background Reducing Antibody Diluent	Dako
Blot Incubation Buffer CPPT	Nanotools
Desoxyribonukleotid 4dNTP-Mix (10mM)	Fermentas
Diethylpyrocarbonat (DEPC)-behandeltes Wasser	Fermentas
D-Luziferin	Synchem
DNA-Ladder Mix, Gene ruler™	Fermentas
Fentanyl	Janssen-Cilag
Flumazenil (Anexate)	Roche
Full Range Rainbow Molecular Weight Marker	GE Healthcare
Hoechst 33342	Invitrogen
Oligo(dT)$_{18}$-Primer (0,5µg/µL)	Fermentas
Magnesiumchlorid (MgCl$_2$)(25mM)	Fermentas
Matrigel Basement Membrane Matrix High Concentration	BD Biosciences
Medetomidin (Domitor)	Pfizer
Midazolam (Dormicum)	Roche
NaCl (0,9 %, isotonisch)	DeltaSelect
Naloxon	DeltaSelect
Nuklease-freies Wasser	Promega
Ponceau S Lösung	Sigma-Aldrich
Protease Inhibitor Cocktail	Roche
Proteinase K (20mg/mL)	Qiagen
Proteinisolationspuffer Proteo JET Mammalian Cell Lysis Reagent	Fermentas
Reverse Transkription (RT)-Reaktionspuffer (5x)	Fermentas
RevertAid M-MuLV Reverse Transkriptase (200u/µL)	Fermentas
Ribonuklease (RNase)-Inhibitor (40u/µL)	Fermentas
Schweineserum	Santa Cruz
Taq DNA-Polymerase (5u/µL)	Fermentas
Taq-Puffer mit Ammoniumsulfat (10x)	Fermentas
Vectashield Mounting Medium for Fluorescence	Linaris

2.1.6 Kits

Tabelle 6: Kits

Kit	Hersteller
AdEasy Viral Titer Kit	Agilent
BCA Protein Assay Kit	Pierce
Brilliant II SYBR Green QPCR Master Mix	Agilent
ECL Western Blotting Analysis System	GE Healthcare
Gel Extraction Kit QIAquick	Qiagen
Homogenous Caspases Assay, fluorimetric	Roche
Human VEGF-ELISA (DuoSet ELISA Development System und Substrate Reagent Pack)	R&D Systems
Liquid DAB + Substrate Chromogen System	Dako

2.1.7 PCR-Primer

Tabelle 7: PCR-Primer

PCR	Primersequenzen	Annealing-temperatur
E1A13S	fw: 5'-AATGGCCGCCAGTCTTTT-3' rev: 5'-GCCATGCAAGTTAAACATTATC-3'	58 °C
E1A12S	fw: 5'-GCATGTTTGTCTACAGTAAGTG-3' rev: 5'-GCCATGCAAGTTAAACATTATC-3'	58 °C
E1B19K	fw: 5'-GCGTAACTTGCTGGAACAGAG-3' rev: 5'-TCAGTTCTGGA-3'	52 °C
RGD	fw: 5'-CTGCCGCGGAGACTGTTTC-3' rev: 5'-CTGCAATTGAAAAATAAACACGTTGAAAC-3'	60 °C
fib35	fw: 5'-CTAACAACCACAGGCGGATC-3' rev: 5'-TGAAGGGATAAGCTGTAGTAC-3'	50 °C
Ad-fib	fw: 5'-AAGCTAGCCCTGCAAACATCA-3' rev: 5'-CCCAAGCTACCAGTGGCAGTA-3'	54 °C
E3	fw: 5'-GAACAATTCAAGCAACTCTAC-3' rev: 5'-GCAGTCTACTTCGATGTGAG-3'	50 °C
YB-1 in E3	fw: 5'-AGGGTGCAGGAGAACAAGG-3' rev: 5'-CTCGAGGAATCATGTCTC-3'	50 °C
E1A-cDNA	fw: 5'-CGATCTTACCTGCCACGAG-3' rev: 5'-CCGTACTACTATTGCATTCTC-3'	50 °C
rt-Hexon	fw: 5'-GGCCATTACCTTTGACTCTTC-3' rev: 5'-GCATTTGTACCAGGAACCAGTC-3'	60 °C
rt-ß-Aktin	fw: 5'-TAAGTAGGTGCACAGTAGGTCTGA-3' rev: 5'-AAAGTGCAAAGAACACGGCTAAG-3'	60 °C

Die Primer (vgl. Tab. 7) wurden von MWG oder der Hermann GmbH bezogen. Der lyophilisierte Feststoff wird in 10 mM Tris-HCl (pH 7,8) gelöst, so dass eine Konzentration von 100 pmol/µL vorliegt.

2.1.8 Antikörper

Tabelle 8: Antikörper

Antikörper (aus Tier)	Anwendung/ Verdünnung	Hersteller
Anti-Kaninchen-FITC (Schwein)	IF/1:20	Dako
Anti-Kaninchen-HRP (Ziege)	WB/1:1000	Dako
Anti-Maus-HRP (Ziege)	ICC, ICH, WB/1:1000	Dako
Anti-Maus-RPE (Kaninchen)	FACS/1:20	Dako
ß-Aktin (Kaninchen)	WB/1:250	Sigma-Aldrich
CAR/Klon RmcB (Maus)	FACS/1:20	Millipore
CD 8 (Maus)	IHC/1:50	Dako
CD 20 (Maus)	IHC/1:3000	Dako
CD 31 (Maus)	IHC/1:25	Dako
CD 46-PE (Maus)	FACS/1:1	Abcam

CD68 (Maus)	IHC/1:100	Dako
Integrin alpha V (Maus)	FACS/1:200	Abcam
IgG$_1$ Isotypkontrolle/Klon Ci4 (Maus)	FACS/1:20	Millipore
IgG$_1$-PE Isotypkontrolle (Maus)	FACS/1:1	BD Biosciences
LC3/Klon 5F10 (Maus)	WB/1:200	Nanotools
α-Tubulin (Maus)	WB/1:1000	Calbiochem
YB-1 N-terminal/AS 1-12 (Kaninchen, vgl. Anhang A)	IF/1:150	von einem Kollegen aus Australien zur Verfügung gestellt
YB-1 N-terminal/AS 1-12 (Kaninchen, vgl. Anhang A)	WB/1:400	Eurogentec (28-Tage-Protokoll)
YB-1 N-terminal/AS 1-100 (Kaninchen, vgl. Anhang A)	WB/1:350	Abcam

2.1.9 Zellkulturmedien und Zusätze

Tabelle 9: Zellkulturmedien und Zusätze

Medium/Zusatzstoff	Hersteller
B27 Supplement, 50x	Gibco/Invitrogen
DULBECCOS' MEM (DMEM), 1x	Biochrom AG
Fetales Bovines Serum (FBS)	PAN Biotech GmbH
Fetuin	Sigma-Aldrich
L-Alanyl-L-Glutamin	Biochrom AG
Leibovitz's L-15 Medium	Bio Whittaker
Leukemia Inhibitory Factor (LIF)	Chemicon
MEM-Vitamine, 100x	Seromed
Minimal Essential Medium (MEM), 1x	Gibco/Invitrogen
Nicht essenzielle AS, 100x	Biochrom AG
OptiMEM (Infektionsmedium)	Gibco/Invitrogen
PBS-DULBECCO, 1x	Biochrom AG
Rekombinanter humaner „Epidermal Growth Factor" (EGF)	R&D Systems
Rekombinanter humaner „Fibroblast Growth Factor" (FGF)	R&D Systems
Transferrin	Sigma-Aldrich
Trasylol	Klinikumsapotheke
Trypsin	Biochrom AG

Dem Zellkulturmedium DMEM werden 1-10 % FBS und 1 mM L-Glutamin zugesetzt, MEM erhält zusätzlich dazu noch nicht essenzielle AS (1x). Dem L15-Medium werden neben 10 % FBS und 1 mM L-Glutamin noch 6,25 mg/L Fetuin, 2,5 mg/L Transferrin, 1 g/L Glucose (sterilfiltriert), 1,1 g/L NaHCO$_3$ (sterilfiltriert), MEM-Vitamine (1x) und 20000 kIE/L Trasylol beigegeben.

Das Stammzellmedium besteht aus DMEM mit 1 mM Glutamin, B27 (1x), 20 ng/mL LIF, 20 ng/mL FGF (gelöst in 1 mM DTT in PBS mit 0,1 % BSA) und 20 ng/mL EGF (gelöst in 10 mM Essigsäure mit 0,1 % BSA). Falls nicht anders angegeben werden die Zellen mit DMEM (10 % FBS) kultiviert und zweimal wöchentlich passagiert. Die

Infektion von Zellen erfolgt jeweils für 1 h bei 37 °C in OptiMEM mit anschließendem Mediumwechsel.

2.1.10 Zelllinien

<u>HEK293</u>

Hierbei handelt es sich um humane, embryonale Nierenzellen („Human Embryonal Kidney", HEK), die häufig zur Vermehrung von Adenoviren verwendet werden. Die Zelllinie ist permissiv für die Infektion mit Ad5 und ermöglicht eine Transkomplementierung der E1-Region, da sie selbst das linke Ende des adenoviralen Genoms enthält [114].

<u>HeLaP und HeLaRDB</u>

HeLa Zellen sind humane Epithelzellen eines Zervixkarzinoms, die 1951 der Patientin **He**nrietta **La**cks entfernt wurden und aus denen darauf hin die erste menschliche permanente Zelllinie etabliert wurde [115]. Im Folgenden ist mit HeLaP die unveränderte, chemosensitive, parentale (P) Zelllinie gemeint.
Die MDR-Sublinie wird dagegen als HeLaRDB (resistent gegen Daunorubicin) bezeichnet. Zur Aufrechterhaltung des klassischen MDR-Phänotyps (Überexpression von *mdr1*/P-Glykoprotein (PGP)) werden alle zwei Wochen 0,25 µg/mL Daunorubicin in das Kulturmedium (L15) gegeben [116].

<u>LN-18, LN-229 und LN-428</u>

Hierbei handelt es sich um humane, epitheliale Glioblastomzelllinien, die Ende der 70er Jahre in Lausanne, Schweiz in der Gruppe um N. de Tribolet etabliert wurden [117]. Die LN-18-Zellen sind zudem MGMT-positiv und damit TMZ-resistent [118].

<u>U373 und U87/U87-luc</u>

U373MG (p53-mutiert) und U87MG (p53-wt) sind ebenfalls humane, epitheliale Glioblastomzelllinien (Grad IV), die von J. Ponten isoliert und erstmals 1968 beschrieben wurden [119].
U87MG (HTB-14) wurden von der American Type Culture Collection (ATCC) in Rockville, MD, USA erworben und mit MEM-Medium kultiviert. Ebenso, wie die daraus resultierenden U87-luc-Zellen (von Martina A. generiert), welche über einen lentiviralen Vektor das *fLuc*-Gen (Luziferase aus dem Leuchtkäfer Photinus pyralis) exprimieren.

<u>R28</u>

R28-Zellen stammen aus primärem GBM und sind so genannte CSC mit stammzellähnlichen Eigenschaften, wie CD133-Expression und Neurosphärenbildung

[120,121]. Diese Suspensionszellen werden mit speziellem Stammzellmedium ohne FBS (vgl. Abschnitt 2.1.9) kultiviert.

2.1.11 Adenoviren

Wt

Als unverändertes, replikationskompetentes Wildtyp-Virus (wt), von dem sich alle anderen Konstrukte ableiten, wird der Serotyp Ad5 des Genus Mastadenovirus (Subgenus C) verwendet. Dieser ist bereits sehr gut charakterisiert und wird daher gerne für die Entwicklung onkolytischer Vektoren verwendet [122,123].

Ad-Null

Dieser *E1*- und *E3*-deletierte Vektor [124] wurde von Vector Biolabs in Philadelphia, PA, USA erworben. Er ist außer in 293-Zellen replikationsdefizient und wird daher als Negativkontrolle für viele Versuche eingesetzt.

dl312

Durch das Fehlen der *E1A*-Region ist bei diesem Virus die Transaktivierung weiterer viraler Gene (z.B. *E2*) unterbunden, so dass zumindest bei niedriger „Multiplicity of Infection" (MOI) keine Virusreplikation möglich ist [125,126].

dl520

Das dl520-Virus hat im Vergleich zum wt eine 11 bp-Deletion in der CR3-Region des *E1A*-Gens, was dazu führt, dass nur noch das 12S-Protein exprimiert wird [55]. Daher kann dl520 nur in YB-1-positiven Zellen, die verstärkt YB-1 im Kern aufweisen, replizieren [57] (vgl. Abschnitt 1.2.2).

Ad-Delo3-RGD

Dieses Virus wurde, wie alle nachfolgenden Delo-Konstrukte (vgl. Abb. 4), von Klaus Mantwill konstruiert und freundlicherweise von ihm und Per Sonne Holm für diese Arbeit zur Verfügung gestellt. Dafür wurde die dl520-DNA von der *SspBI*-Schnittstelle (wt-Position 193) bis zur *MunI*-Schnittstelle (wt-Position 3925) in das Shuttle-Plasmid des AdEasy-Systems von Qbiogene kloniert. *E1B19K* wurde durch Restriktion mit *EcoNI* (Position 1715) und *BstEII* (Position 1916) teilweise deletiert, allerdings ohne den offenen Leserahmen von *E1B55K* zu beeinflussen. Homologe Rekombination mit einem RGD-modifizierten [77] AdEasy-Backbone (Delta *E3*) resultierte in Ad-Delo3-RGD.

Material und Methoden

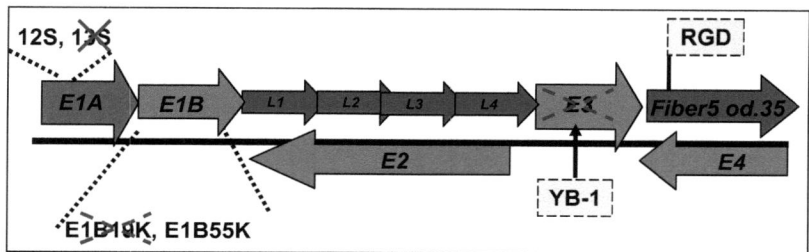

Abbildung 4: Genomkarte der Delo-Konstrukte. Alle Delo-Konstrukte weisen eine Deletion im *E1A*-Bereich auf, so dass nur das E1A12S-Protein gebildet wird. Je nach Konstrukt fehlen evtl. auch die Sequenzen für E1B19K und E3, so dass hier Platz für YB-1 als mögliches Transgen entsteht. Als Fibervarianten gibt es Ad5 mit oder ohne zusätzliches RGD-Motiv, sowie die Fibersequenz von Ad35.

Ad-Delo3

Diese Vorstufe von Ad-Delo3-RGD hat genauso alle drei Deletionen im CR3-Bereich, bei *E1B19K* und in der *E3*-Region. Ihm fehlt jedoch das RGD-Motiv. Da es sich also ebenfalls um ein modifiziertes dl520-Virus handelt, ist die Replikation, wie bei allen Delo-Konstrukten, nur in YB-1 kernpositiven Zellen möglich.

Ad-Delo2-wt19K-RGD

Hier fehlt im Vergleich zu Ad-Delo3-RGD die Deletion in *E1B19K*.

Ad-Delo2-RGD

Bei diesem Virus fehlt die Deletion in der *E3*-Region, bzw. wurde diese aus dem wt-Genom von Position 27077 bis 31098 mit *SpeI* und *AgeI* (einschließlich ADP) heraus geschnitten und in das AdEasy Backbone Plasmid eingefügt. Zusätzlich wurde der Bereich zwischen den beiden *DraI*-Schnittstellen (Position 28706 bis 29308) und damit die Sequenz für *E3 gp19k* entfernt, was im Folgenden als Dra0 bezeichnet wird.

Ad-Delo2-YB-1-RGD

Im Vergleich zu Ad-Delo2-RGD wurde hier an der Dra0-Stelle das gebluntete *EcoRI-EcoRI*-Fragment von YB-1 („copyDNA", cDNA) als Transgen eingefügt. Die 5'-*EcoRI*-Schnittstelle stammt hierbei aus dem verwendeten Klonierungsvektor [37]. Durch Glätten der EcoRI-Schnittstelle am 3'-Ende der YB-1-cDNA und Einfügen in die Dra0-Stelle entsteht ein neues Stopcodon (TAA) und eine damit um 36 Nukleotide (entspricht 12 AS) verkürzte YB-1-Sequenz (vgl. Anhang A).

Ad-Delo2-F35

Die Ad5-Fiber-Sequenz (inklusive zusätzlichem RGD-Motiv) wurde teilweise an der wt-Position 31098 mit *AgeI* bis *AvrII* (Position 3546 im Homologiebereich des linken Arms des pAdEasy) entfernt und durch einen Teil der Fiber-Sequenz von Ad35 ersetzt.

Hierfür wurde ein pAdEasy-1/F35 verwendet, welches die ersten 44 Nukleotide des Ad5-Fiber-Schwanzes und anschließend 860 Nukleotide des Ad35-Fiber-Schaftes und der Ad35-Fiber-Knob-Domäne enthält [79].

Ad-Delo2-YB-1-F35
Zusätzlich zum Ad35-Fiber wurde hier wie bei Ad-Delo2-YB-1-RGD das gebluntete *EcoRI-EcoRI*-Fragment von YB-1 als Transgen eingefügt.

Ad-Delo2-YB-1-wtfib
Dieses Virus enthält die wt-Ad5-Fiber-Sequenz ohne RGD-Motiv und YB-1 in *E3* als Transgen.

2.1.12 Zytostatika

Daunorubicin
Daunorubicin gehört zur Gruppe der Anthrazykline und inhibiert als DNA-Interkalator die DNA- und RNA-Synthese [127]. In dieser Arbeit wird es als Substrat für PGP zur Aufrechterhaltung des MDR-Phänotyps der HeLaRDB-Zellen eingesetzt [116].

CPT
CPT ist ein zelltoxisches Alkaloid aus dem chinesischen Straßenbaum *Camptotheca acuminata*, welches seine zytostatische Wirkung durch Hemmung des Enzyms Topoisomerase I erzielt [128]. In dieser Arbeit wird es zur Induktion von Apoptose eingesetzt.

TMZ
TMZ gehört zu den DNA-Alkylantien. Bei physiologischem pH-Wert hydrolysiert es spontan zu seinem aktiven Metaboliten und erlangt seine zytotoxische Wirkung durch die Methylierung der O^6-Position des Guanins mit zusätzlicher Alkylierung an der N^7-Position, was zu DNA-Quervernetzungen und damit zur Inhibition der Zellteilung führt. Als gut tolerierte, oral verfügbare Substanz mit ZNS-Gängigkeit ist es das derzeitige Standardzytostatikum zur Behandlung von Gehirntumoren [129].

CPA
CPA gehört zur Gruppe der Stickstoff-Senfgas-Verbindungen mit alkylierender Wirkung. Es ist als „Prodrug" eine an sich nicht zytotoxische Substanz, die erst in der Leber durch Enzyme des Zytochrom P450 mittels Hydoxylierung zu 4-Hydroxy-CPA aktiviert wird. Für die *in vitro*-Versuche wird daher die bereits aktive Substanz verwendet. Außer in der Krebstherapie findet es auch als Immunsuppressivum seinen Einsatz, z.B. zur Behandlung von Autoimmunerkrankungen oder bei Knochenmarks-transplantationen [130].

2.1.13 Mäuse

Für die *in vivo*-Versuche wurden sechs Wochen alte, männliche Nacktmäuse Rj:NMRI-nu (nu/nu) von Janvier, Frankreich verwendet.

2.2 Methoden

2.2.1 Virusherstellung

Die Virusvermehrung erfolgt im großen Ansatz (15-25 x 15 cm-Zellkulturschalen) in HEK293-Zellen. Achtundvierzig Stunden nach der Infektion in OptiMEM werden die Zellen geerntet, pelletiert und in PBS aufgenommen. Die Viren werden durch drei Einfrier- und Auftauschritte freigesetzt, mittels zweifacher, standardisierter CsCl-Dichtegradientenzentrifugation aufgereinigt und nach Herstellerangaben über Sephadex-Säulen (PD-10, GE Healthcare) entsalzt. Virusstocks werden mit 2 % Glycerin bei -80 °C gelagert. Der Virustiter wird mit dem AdEasy Viral Titer Kit (Agilent) bestimmt und in „Infectious Units" (IFU/mL) angegeben. Somit wird auch für die MOI bei allen Infektionen mit IFU/Zelle gerechnet.

2.2.2 DNA-Isolation und PCR

Die DNA-Isolation aus gereinigtem Virusstock oder (infizierten) Zellen ($1x10^5$ Zellen pro Well in 12-Well-Platten) erfolgt durch Zugabe von 300 µL Aufschlusspuffer (vgl. Tab. 4) und 5 µL Proteinase K. Nach Inkubation über Nacht (ÜN) wird die DNA mit PCI extrahiert, durch Zugabe von 4,25-fachem Volumen an ethanolhaltigem Fällpuffer (vgl. Tab. 4) gefällt und nach einem Ethanol-Waschschritt in 10 mM Tris-HCl (pH 7,8) gelöst.

Die Vervielfältigung bestimmter DNA-Bereiche erfolgt in 25 µl-Ansätzen des PCR-Mixes (vgl. Tab. 4) über 30 Zyklen (je 40 sec Denaturierung, Annealing und DNA-Synthese) bei variablen Annealingtemperaturen (vgl. Tab. 7). PCR-Produkte werden mit 1 %-igen Agarosegelen aufgetrennt und überprüft.

2.2.3 RNA-Isolation und RT-PCR

Zur RNA-Isolation aus (infizierten) Zellen ($2x10^6$ Zellen in 10 cm-Schalen) wird Trizol (Invitrogen) nach Herstellerangaben verwendet.

Das Umschreiben der isolierten RNA in cDNA erfolgt durch RT. Hierfür werden 0,1-5 µg RNA mit 0,5 µg oligo(dT)$_{18}$-Primer laut Fermentas-Protokoll bei 70 °C inkubiert. Nach Abkühlung auf Eis erfolgt die Umschreibung in 1x RT-Reaktionspuffer mit 1 mM dNTPs, 20 u RNAse-Inhibitor und 200 u Reverse Transkriptase in DEPCbehandeltem Wasser bei 42 °C. Die so synthetisierte cDNA kann nun mittels PCR amplifiziert werden (vgl. Abschnitt 2.2.2).

2.2.4 Western Blot

Für die Proteinisolation (4×10^5 Zellen pro Well in 6-Well-Platten) wird das Proteo JET Mammalian Cell Lysis Reagent (Fermentas) laut Protokoll verwendet und die Proteinkonzentration mit dem BCA Protein Assay Kit (Pierce) bestimmt. Die Proben (20-50 µg Protein) werden mit 10x Ladepuffer versetzt, kurz erhitzt, aufgetragen und dann etwa 3 h bei 20 mA pro SDS-Polyacrylamidgel aufgetrennt. Das Blotten auf eine Nitrozellulose- oder Polyvinyldenfluorid (PVDF)-Membran erfolgt für 1 h bei 100 V oder 20 V ÜN (GE Healthcare, PVDF nur für „microtubule-associated protein Light Chain 3" (LC3)-Antikörper). Um eine korrekte Übertragung der Proteine auf die Membran zu überprüfen, werden diese mit Ponceau S (Sigma-Aldrich, nur bei Verwendung einer Nitrozellulosemembran) angefärbt. Der folgende und alle weiteren Waschschritte werden mit 1x TBS-T (oder 1x PBS-T für LC3-Blot) durchgeführt. Unspezifische Bindungsstellen werden für 1 h mit 5 % MP in 1x TBS (oder mit 5 % MP in Blot Incubation Buffer CPPT, Nanotools für LC3-Blot) blockiert. Nach dem Waschen der Membran wird diese für 1 h mit dem jeweiligen primären Antikörper (Verdünnungen vgl. Tab. 8) in 2,5 % MP in 1x TBS (oder Blot Incubation Buffer CPPT für LC3) bei Raumtemperatur inkubiert. Nach drei Waschschritten folgen die Inkubation mit dem sekundären Antikörper in 1,25 % MP in 1x TBS oder 1x PBS für 1 h und drei weitere Waschvorgänge. Die gebundenen HRP-gekoppelten, sekundären Antikörper werden anschließend mit dem ECL Western Blotting Analysis System (GE Healthcare) detektiert und gegebenenfalls die Intensität der Signale mit dem Bildbearbeitungsprogramm ImageJ quantifiziert.

2.2.5 Oberflächenrezeptoranalyse mittels FACS

Pro Well einer 6-Well-Platte werden 2×10^5 Zellen ausgelegt und 48 h lang kultiviert. Nach der Ernte (Abschaben und Pelletieren) werden diese mit PBS gewaschen und 40 min bei 4 °C mit den jeweiligen Antikörpern im Dunkeln inkubiert (Verdünnungen vgl. Tab. 8). Falls der Primärantikörper nicht direkt PE-gekoppelt ist, folgt nach einem Waschschritt die Inkubation für weitere 40 min bei 4 °C im Dunkeln mit dem sekundären Antikörper. Die so markierten Zellen werden noch mal mit PBS gewaschen, in 700 µL PBS mit 1 % FBS aufgenommen und durch ein Zellsieb vereinzelt. Das Zählen der PE-gefärbten Zellen erfolgt mit dem FACS Vantage (BD); für die anschließende Auswertung wird die Software FlowJo verwendet.

2.2.6 Quantitative rt-PCR

Zunächst wird das zu untersuchende DNA-Segment (Hexon bzw. ß-Aktin) mittels PCR amplifiziert und das Produkt aus dem Agarosegel extrahiert (Qiagen). Anhand der DNA-Konzentration und dem Molekulargewicht des Produktes werden Standardverdünnungen von 10^2-10^9 Molekülen, d.h. DNA-Kopien pro µL hergestellt. Mit dem SYBR Green System (Agilent) werden je 100 ng DNA in 25 µL-Ansätzen mit je 0,5 µM fw- und rev-Primer (vgl. Tab. 7) und 300 nM Referenzfarbstoff in 40 Zyklen (je 15 sec Denaturierung, Annealing bei 60 °C und DNA-Synthese) vervielfältigt. Nach jedem Zyklus wird also in Echtzeit die Menge doppelsträngiger DNA über das gebundene SYBR-Green bei einer Messtemperatur von 78 °C bestimmt. Durch Auswertung der Triplikatmessungen mit der SDS 2.2 Software können so die Hexon- bzw. ß-Aktin-Kopien in einer Probe quantifiziert und folglich eine Aussage über die Replikationsfähigkeit der verschiedenen Viren getroffen werden.

2.2.7 Immunzytochemie

Um den YB-1-Status bzw. die Lokalisation von YB-1 in der Zelle zu untersuchen, werden 1x10^6 Zellen auf Objektträger in 10 cm-Schalen gebracht. Nach zwei Tagen werden diese für weitere 24-48 h mit verschiedenen Viren oder Zytostatika behandelt bzw. unter hypoxischen Bedingungen inkubiert. Das Fixieren der Zellen erfolgt in einem Aceton/Methanol-Bad (1:1) bei -20 °C für 20 min. Die Färbung wird mit der speziellen Shandon Coverplate Technologie (Thermo Scientific) durchgeführt. Nach dem Waschen mit PBS werden die Zellen für 30 min mit 5 % Schweineserum in PBS blockiert, wieder gewaschen und für 1 h bei Raumtemperatur oder ÜN bei 4 °C mit dem primären Antikörper (vgl. Tab. 8) in Antibody Diluent (Dako) inkubiert. Dem nächsten Waschschritt folgt das Färben mit dem sekundären, FITC-gekoppelten Antikörper in 1,5 % Schweineserum in PBS für 45 min im Dunkeln. Nach der Kernfärbung mit Hoechst 33342 (1:5000 in H_2O_{dest}) werden die Objektträger mit Vectashield Mounting Medium eingedeckt und mit dem AxioImagerZ1 mit ApoTome (Zeiss) analysiert.

2.2.8. Zytotoxizitätsassays

2.2.8.1 SRB-Assay

Zur Quantifizierung des zytopathischen Effekts (CPE) werden alle noch adhärenten Zellen mit 10 % TCA (Sigma-Aldrich) für mehrere Stunden auf Eis oder ÜN bei 4 °C fixiert. Nach Waschen mit Leitungswasser werden diese Zellen mit 0,5 % SRB (Sigma-Aldrich) in 0,1 % Essigsäure für 10 min gefärbt und anschließend überschüssiger Farbstoff durch Spülen mit 0,1 % Essigsäure entfernt. Für die quantitative Auswertung kann der getrocknete Farbstoff mit 10 mM Tris-HCl (pH 8) gelöst und die Extinktion bei 590 nm in Triplikaten gemessen werden [131].

2.2.8.2 MTT-Assay

Bei diesem Assay wird die MTT-Lösung (vgl. Tab. 4) direkt zum Zellkulturmedium (100 µL pro 96-Well, Inkubation für 2 h bei 37 °C) gegeben, so dass sich dieser Test auch für Suspensionszellen (z.B. Stammzellen) eignet. Das gelbe Tetrazoliumsalz wird hierbei nur von noch lebenden, aktiven Zellen zu dem blau-violetten, wasserunlöslichen Formazan reduziert [132]. Durch Zugabe von 100 µL Solubilisierungslösung (vgl. Tab. 4) wird dieses wieder gelöst und kann bei 590 nm im Photometer in Triplikaten quantifiziert werden.

2.2.8.3 Caspase-Assay

Caspasen sind eine Gruppe von Proteasen, die eine wichtige Rolle beim programmierten Zelltod, der Apoptose, spielen [133]. Durch quantitative Bestimmung der Enzymaktivität in den Zellen kann so analysiert werden, ob bestimmte zytotoxische Effekte auf Apoptose zurückzuführen sind. Hierfür werden 1×10^4 Zellen in 96-Wells infiziert und 48 h später der flourimetrische Caspase-Assay nach Herstellerangaben (Roche) in Triplikaten durchgeführt.

2.2.9 Transmissions-Elektronenmikroskopie

Für die elektronenmikroskopische Analyse (durchgeführt von einem pathologischen Institut) der Zellmorphologie werden 2×10^6 Zellen pro 10 cm-Schale ausgelegt und am nächsten Tag für 48 h mit Virus und/oder Zytostatikum behandelt. Daraufhin werden die Zellen in PBS gewaschen, in BEEM-Kapseln (Roth) überführt, darin pelletiert und durch Überschichten mit 2,5 % Glutaraldehyd in Cacodylatpuffer ÜN bei 4 °C fixiert. Nach dreimaligem, 20-minütigem Waschen (Waschpuffer und weitere Lösungen vgl. Tab. 4) folgt die Nachfixierung für 1-2 h in Chrom-Osmiumsäure. Anschließend werden die Proben dreimal mit H_2O_{dest} gespült und in einer Ethanolreihe entwässert (je 15 min 30, 50, 70, 90 und 96 % Ethanol gefolgt von 3x 15 min 100 % Ethanol und 2x 30 min Propylenoxid). Für die Einbettung folgt eine einstündige Inkubation mit Epon/Propylenoxid (1:1) mit anschließender Epon-Inkubation ÜN. Am nächsten Tag wird das Epon vorsichtig durch frisches ersetzt und die Blöcke werden für 24-48 h bei 60 °C polymerisiert. Daraus gewonnene, auf Cu-Grids (Electron Microscopy Sciences) aufgezogene, Ultradünnschnitte (60-70 nm) werden mit 0,5 % wässrigem Uranylacetat (Fluka) und 3 % wässrigem Bleicitrat (Sigma-Aldrich) kontrastiert und mit dem EM 10 CR (Zeiss) mikroskopiert.

2.2.10 Analyse der viralen Verbreitung

2.2.10.1 Partikelbildungs-Assay

Um die Bildung neuer, infektiöser Partikel zu quantifizieren, werden U373- und U87-Zellen inklusive Zellkulturüberstand aus 6-Wells (2×10^5 Zellen pro Well) 72 h nach Infektion mit 20 IFU/Zelle geerntet und die Viren durch 3x thaw/freeze aus den Zellen freigesetzt. Die Menge der infektiösen Partikel aus Zellen und Überstand wird dann mit dem AdEasy Viral Titer Kit (Agilent) auf HEK293-Zellen bestimmt.

2.2.10.2 Bystander-Assay

Mit diesem Versuch wird nicht nur die Bildung neuer Partikel sondern auch ihre Fähigkeit benachbarte Krebszellen zu infizieren („Spreading") untersucht [134]. Hierfür werden 1×10^5 Zellen (U373 und U87) in 12-Wells mit 100 MOI der jeweiligen Viren infiziert, um eine Primärinfektion aller Zellen zu gewährleisten. Fünf Stunden später werden diese Zellen dreimal mit PBS gewaschen und durch Trypsinieren geerntet. In 96-Wells wird dann eine bestimmte Prozentzahl infizierter Zellen zusammen mit nicht infizierten Zellen ausgesät (Gesamtzellzahl 1×10^4 Zellen pro Well) und das Überleben nach sechs Tagen mittels MTT-Assay analysiert.

2.2.11 VEGF-ELISA

Für die Untersuchung möglicher antiangiogenetischer Eigenschaften der Viren, werden 1×10^5 U373- und U87-Zellen in 12-Wells infiziert. Nach 24 h wird das Komplettmedium durch DMEM mit lediglich 1 % FBS ersetzt und die Zellen werden für weitere 24-36 h (evtl. unter Hypoxie, vgl. Abschnitt 2.2.12) inkubiert. Anschließend werden die Zellkulturüberstande mittels ELISA („Enzyme-linked Immunosorbent Assay", R & D Systems) nach Herstellerangaben in Triplikaten auf VEGF untersucht.

2.2.11 Hypoxie

Zur Erzeugung einer sauerstoffarmen Umgebung werden die Zellkulturplatten in luftdichte Aluminiumkammern mit einer Vakuumpumpe und einem Gaszylinder mit 95 % N_2 und 5 % CO_2 bei 37 °C eingeschlossen. Abwechselnder Sauerstoffentzug und Stickstoffzufuhr über 11 Zyklen führt nach 22 min zu einer Sauerstoffkonzentration unter 0,66 % [135], bei welcher die Zellen bis zur weiteren Analyse bei 37 °C inkubiert werden.

2.2.13 *In vivo*-Versuche

2.2.13.1 Mausmodell

Für die Etablierung eines Xenograft-Modells werden $2x10^6$ U87-luc Zellen in 100 µL 0,9 % NaCl gemischt mit 100 µL Matrigel subkutan (s.c.) in die rechte Flanke von sechs Wochen alten, männlichen Nacktmäuse injiziert (Rj:NMRI-nu (nu/nu)). Das Tumorvolumen wird zweimal die Woche in drei Dimensionen (V = a x b x c) mit einem digitalen Messschieber ermittelt. Nach etwa drei Wochen wird bei einem mittleren Tumorvolumen von 250 mm^3 (bzw. 160 mm^3 im zweiten Versuch) mit der Therapie begonnen. Die erste Behandlungsgruppe (Chemo) bekommt an den Tagen 1, 4 und 7 je 150 µg TMZ (entspricht etwa 5 mg/kg Körpergewicht) in 50 µL (gelöst in DMSO verdünnt mit PBS) intraperitoneal (i.p.) verabreicht. Den Tieren der zweiten Behandlungsgruppe (Virus) werden an den Tagen 2, 5 und 8 je $1x10^9$ IFU Ad-Delo3-RGD in 100 µL PBS intratumoral (i.t.) injiziert. Analog bekommt die Kontrollgruppe lediglich 100 µL PBS gespritzt. Die letzte Behandlungsgruppe (Kombi) wird sowohl mit TMZ als auch mit Ad-Delo3-RGD an den oben genannten Tagen therapiert.

Im zweiten Tierversuch wird den Mäusen der Chemogruppe an den Tagen 1, 7, 16 und 22 je 2 mg CPA (entspricht etwa 65 mg/kg Körpergewicht) in 100 µL PBS i.p. verabreicht. Die Virusgruppe bekommt an den Tagen 3, 9, 18 und 24 je $3x10^8$ IFU Ad-Delo2-YB-1-F35 in 100 µL PBS bzw. die Kontrollgruppe lediglich 100 µL PBS i.t. gespritzt. Die Kombigruppe wird wiederum sowohl mit CPA als auch mit Virus behandelt.

2.2.13.2 Biolumineszenzimaging

Um die Entwicklung der Tumorgröße nicht nur metrisch, sondern auch bildlich zu verfolgen, werden die Tiere einen Tag vor und acht Tage nach Therapieende geimaged. Dazu werden diese mittels voll antagonisierbarer Anästhesie (VAA) bestehend aus 0,5 mg/kg Medetomidin, 5 mg/kg Midazolam und 0,05 mg/kg Fentanyl (MMF, i.p.) narkotisiert, um ihnen je 1 mg D-Luziferin (gelöst in 100 µL Aqua ad injectabilia, mit 1 M NaOH auf pH 7 eingestellt) i.p. zu verabreichen. Nach 7 min wird das Biolumineszenzsignal mit dem Xenogen IVIS 100 System aufgenommen und die Narkose anschließend mit 2,5 mg/kg Atipamezol, 0,5 mg/kg Flumazenil und 1,2 mg/kg Naloxon (AFN, s.c.) antagonisiert.

2.2.13.3 Histologie

Spätestens acht oder neun Tage nach dem letzten Behandlungstag werden alle Tiere geopfert. Falls das Tumorvolumen vorher eine Größe von 3000 mm^3 überschreitet bzw. die Tiere sichtlich in schlechter Verfassung sind, werden sie aus ethischen Gründen bereits vor Versuchsende eingeschläfert. Anschließend werden die Tumoren aller mittels Biolumineszenzimaging analysierten Mäuse entnommen, in 4 % Formaldehyd fixiert und in Paraffin gebettet. Die histologische Evaluierung wird an 5 µm dünnen, mit Hematoxylin und Eosin (HE) gefärbten Schnitten von ein oder zwei unabhängigen Pathologen als Blindstudie durchgeführt. Hierbei wird die Anzahl mitotischer Zellen bei 400-facher Vergrößerung bestimmt. Das Ausmaß apoptotischer Zellen wird dagegen semi-quantitativ bewertet, indem die Proben in vier Kategorien eingeteilt werden: 0 = keine, 1 = gering; 2 = mäßig und 3 = stark. Zur Analyse der Gefäßdichte („Microvessel Density", MVD) werden die Schnitte mit einem automatisierten Ventana-System nach Herstellerangaben gegen CD31 (vgl. Tab. 8) gefärbt. Bei 40-facher Vergrößerung wird dann zunächst die Stelle mit der höchsten Gefäßdichte ausgewählt, um bei 200-facher Vergrößerung die Zahl der positiv gefärbten Gefäße pro Mikroskopfeld zu zählen. Die Anzahl tumorinfiltrierender Immunzellen wird nach Färbung mit Antikörpern gegen CD8, CD20 und CD68 (vgl. Tab. 8) in fünf unabhängigen Mikroskopfeldern mit der höchsten Dichte an positiven Zellen bei 400-facher Vergrößerung bestimmt [136].

2.2.14 Statistische Auswertung

Die *in vitro*-Ergebnisse werden mit einem einseitigen Zweistichproben-t-Test (je nach Versuch für unabhängige oder gepaarte Stichproben) statistisch analysiert (XLSTAT 2010). P-Werte kleiner als 0,05 sind signifikant.

Die statistische Auswertung des ersten *in vivo*-Versuches wird vom Statistiker mithilfe der SPSS Software (Version 15.0) durchgeführt. Zur Analyse des exponentiellen Tumorwachstums werden Wachstumsraten mittels log-linearer Regressionsmodelle berechnet. Zum Vergleich von mehr als zwei unabhängigen Gruppen wird zunächst der Kruskal-Wallis Rangsummentest durchgeführt, gefolgt von einem Zwei-Stichproben-Vergleich nach Mann-Whitney. Neben Mittelwerten und Standardabweichungen werden auch Mediane und Interquartilsabstände („interquartile range", IQR) vom 25 %-Quartil bis zum 75 %-Quartil berechnet. Alle Tests werden zweiseitig durchgeführt mit einem Signifikanzniveau von α = 5 %, bei multiplen Paarvergleichen folgt zusätzlich noch die Bonferroni-Korrektur.

Die Ergebnisse der Apoptose- und MVD-Untersuchungen sowie die Daten der Immunzellinfiltration aus dem zweiten *in vivo*-Versuch werden ebenfalls mit dem Mann-Whitney-U-Test (zweiseitig) mit α = 5 % analysiert (XLSTAT 2010).

3 Ergebnisse

3.1 Analyse der viralen Konstrukte auf DNA-, mRNA- und Protein-Ebene

3.1.1 Genomanalyse

Zu Beginn der Arbeit werden alle zu untersuchenden viralen Konstrukte nach der Aufreinigung auf DNA-Ebene überprüft. Hierfür werden mittels PCR die relevanten Genabschnitte der *E1A-*, *E1B-*, *E3-* sowie der Fiberregion untersucht (vgl. Abb. 5). Welche Signale bei welchen Viren zu erwarten sind ist in Anhang B zusammengefasst. Die allgemeine Fiber-PCR (jeweils rechts) wird hierbei als Positivkontrolle für das Adenovirus verwendet. Bei dem *E1-* und *E3-*deletierten Ad-Null-Virus sind daher erwartungsgemäß, außer der Fiber-Bande bei 101 bp, keine weiteren Signale vorhanden. Das wt-Virus ist dagegen lediglich für die Modifikationen in der E3- und Fiberregion (YB-1, RGD und fib35) negativ und für alle anderen Bereiche positiv. Das dl520-Virus weist – wie alle Delo-Konstrukte – die 11 bp-Deletion in der *E1A*-Region auf, was zu einem Signal für E1A12S, aber nicht für E1A13S führt. Bei den Delo-Konstrukten fehlt je nach Variante noch das E1B19K-Signal bzw. ist ein zusätzliches RGD-, Fiber35- oder YB-1-Signal zu sehen. Die E3-PCR zeigt für die wt-Varianten Ad-wt und dl520 ein 1329 bp-Signal. Bei den Delo2-Konstrukten ohne YB-1 ist dieses durch die Deletion von *gp19k* (vgl. Abschnitt 2.1.11) auf 727 bp verkürzt. Durch Einfügen von YB-1 in diese Region ist für die Delo2-YB-1-Konstrukte eigentlich ein E3-PCR-Produkt von 1813 bp zu erwarten, welches in Abb. 2 aber nicht zu sehen ist (vgl. Abschnitt 4). Als letztes ist noch das Kontrollvirus dl312 gezeigt, welches *E1A*-deletiert ist und somit nur die Genabschnitte für *E1B19K*, *E3* und Ad-Fiber aufweist.

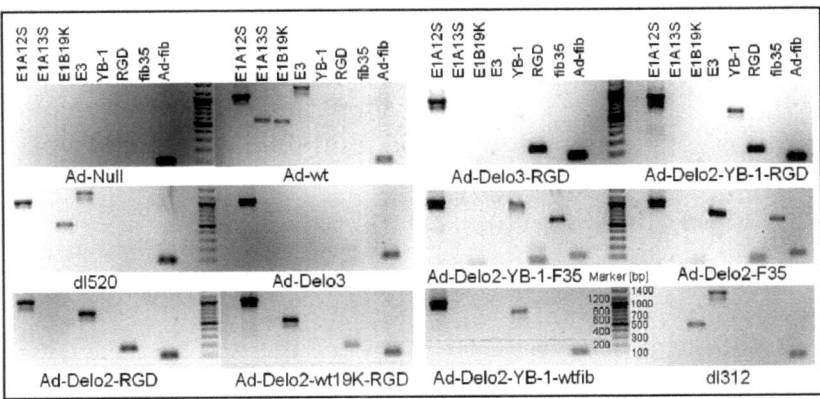

Abbildung 5: DNA-Analyse relevanter Genabschnitte. Die DNA aller gereinigten Virusstocks wird mittels PCR auf die An- bzw. Abwesenheit der *E1A-*, *E1B-*, *E3-* und *YB-1*-Region, sowie auf die jeweiligen Fibervarianten getestet. Gezeigt sind die DNA-Amplifikate, aufgetrennt auf einem 1 %-igen Agarosegel.

3.1.2 Expressionsanalyse

Das Charakteristische aller Delo-Konstrukte ist die 11 bp-Deletion in der *E1A*-Region, was dazu führt, dass die größte Spleißvariante E1A13S nicht gebildet wird. Da das Fehlen von E1A13S für die YB-1-Abhängigkeit und damit für die Tumorzellspezifität verantwortlich ist, wird die Expression dieser Region für die beiden *in vivo* eingesetzten Viren im Vergleich zu Ad-wt mittels RT-PCR untersucht (vgl. Abb. 6). Wie zu erwarten zeigen Ad-Delo3-RGD und Ad-Delo2-YB-1-F35 nur ein starkes Signal für E1A12S, während Ad-wt beide Varianten in gleichem Ausmaß exprimiert.

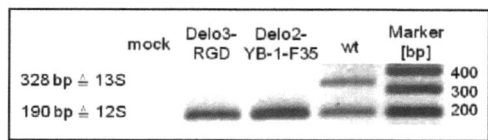

Abbildung 6: mRNA-Analyse der *E1A*-Region. Die RNA von infizierten U87-Zellen (15 MOI) wird nach 24 h isoliert und in cDNA umgeschrieben. Gezeigt sind die mit spezifischen E1A-Primern generierten Amplifikate, aufgetrennt auf einem 1 %-igen Agarosegel.

Die neueren Delo2-Konstrukte wurden außerdem mit YB-1 als therapeutischem Transgen in der *E3*-Region ausgestattet. Ob dieses auch unter dem MLP exprimiert wird und ob ein Unterschied zwischen endogenem und exogenem YB-1 detektierbar ist, wird mittels Western Blot-Analyse untersucht (vgl. Abb. 7). Das YB-1-Protein läuft hierbei auf einer Höhe von knapp 50 kDa, wobei nur bei den Delo2-YB-1-Konstrukten eine zusätzliche, kleinere Bande zu sehen ist, welche auf das verkürzte YB-1-Protein in der *E3*-Region zurückzuführen ist (vgl. Abschnitt 2.1.11).

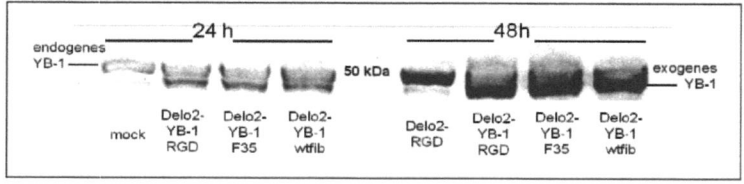

Abbildung 7: Western Blot gegen YB-1. Die Proteine (20 μg) von infizierten U373-Zellen (20 MOI) werden nach 24 bzw. 48 h isoliert und der Unterschied zwischen endogenem und exogenem YB-1 mit einem YB-1-spezifischen Antikörper (Abcam) sichtbar gemacht.

3.2 Charakterisierung der Gliomzelllinien
3.2.1 YB-1-Status und Zelllyse

Zunächst werden die in dieser Arbeit verwendeten Gliomzelllinien auf ihre YB-1-Expression (Antikörper vgl. Tab. 8) mittels Western Blot analysiert (vgl. Abb. 8). Hierbei zeigen alle Zellen eine vergleichbare Menge des Proteins, wobei LN-428 Zellen am meisten und die R28-Stammzellen am wenigsten YB-1-Expression (im Vergleich zu ß-Aktin) aufweisen. Dass es sich dabei um einen Marker für Tumorzellen handelt, zeigt eine als Negativkontrolle dienende gesunde Gehirnbiopsieprobe.

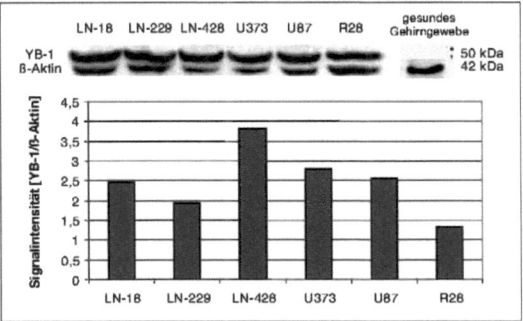

Abbildung 8: YB-1-Status der Gliomzelllinien. 30 µg Gesamtproteinisolat der verschiedenen Gliomzelllinien bzw. Gewebeprobe werden im Western Blot auf YB-1 (Abcam-Antikörper für Gliomzellen, Eurogentec-Antikörper für Gehirngewebe) untersucht und die Signalintensität (normiert gegen ß-Aktin) bestimmt.

Korrelierend zum YB-1-Status der Gliomzellen werden diese auch alle ähnlich gut lysiert, wie in Abbildung 9 exemplarisch für Ad-Delo2-YB-1-F35 gezeigt ist.

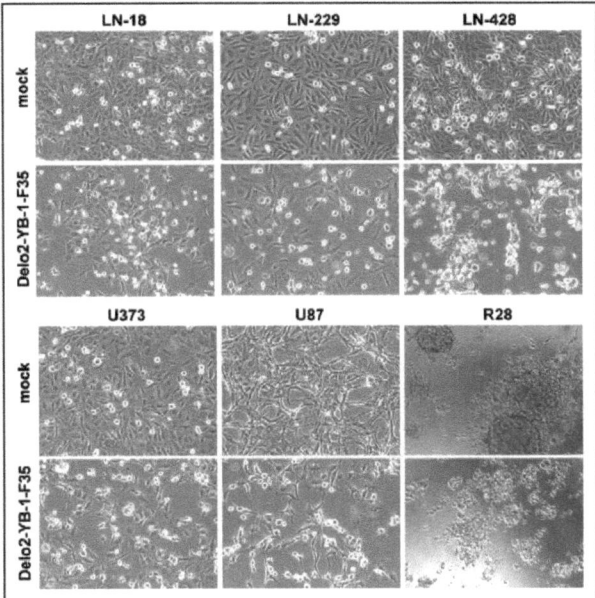

Abbildung 9: Mikroskopbilder (infizierter) Gliomzellen. Die verschiedenen Zelllinien werden mit 15 MOI von Ad-Delo2-YB-1-F35 infiziert und der CPE 48 h später mikroskopisch (x 10) visualisiert.

3.2.2 Oberflächenrezeptoren und Infektivität

Der für das Ad5 natürliche Oberflächenrezeptor CAR ist auf einigen Tumorzellen nur minimal vorhanden, was zu einer verringerten Infektivität führt. Im Falle der hier untersuchten Gliomzellen trifft das auf U87 und LN-229 (im Folgenden als CAR-negativ bezeichnet) zu (vgl. Abb. 10). Dagegen zeigt die FACS-Analyse, dass CD46, der natürliche Rezeptor für das Adenovirus vom Typ 35, ubiquitär auf allen Gliomzellen vorhanden ist. Auch das Integrin αV, welches mit RGD interagiert, ist überall gleich hoch exprimiert. Dass die unterschiedliche Expression der Oberflächenrezeptoren einen Einfluss auf die Infektivität der Gliomzellen hat, ist in Abbildung 11 anhand zweier CAR-positiven und einer CAR-negativen Zelllinie gezeigt.

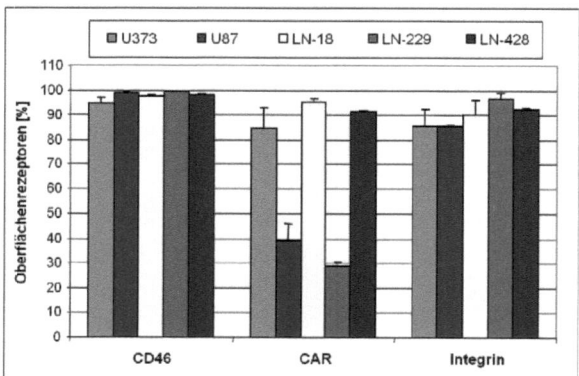

Abbildung 10: Oberflächenrezeptoren. Die verschiedenen Zelllinien werden mittels FACS-Analyse auf die Oberflächenrezeptoren CD46, CAR und Integrin untersucht.

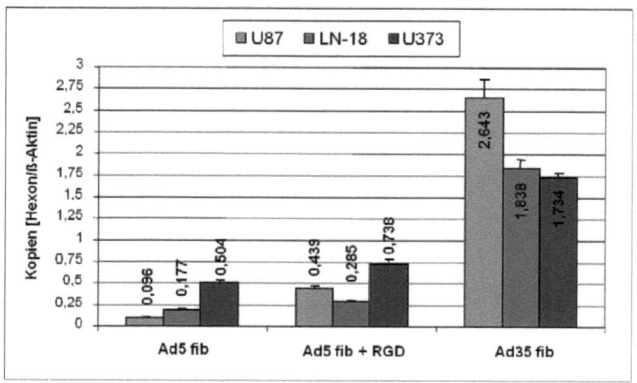

Abbildung 11: Infektivität in Abhängigkeit von Fiber und Zelllinie. Die Zelllinien U87, LN-18 und U373 werden mit 10 MOI der Delo2-YB-1-Konstrukte mit verschiedenen Fibervarianten infiziert, die DNA 4 h später isoliert und mittels rt-PCR die Anzahl der Hexon-Kopien in den Zellen (normiert gegen β-Aktin) quantifiziert.

Hierbei fällt zunächst auf, dass die CAR-negative Zelllinie U87 von dem Ad5-wt-Virus erwartungsgemäß am schlechtesten infiziert wird. Durch Einfügen des zusätzlichen RGD-Motivs werden zwar alle drei Zelllinien besser infiziert, aber am stärksten ist der Unterschied bei U87 mit einer Steigerung um das 4,6-fache. Die LN-18- und U373-Zellen werden dagegen mit dem RGD-Virus nur 1,6- bzw. 1,5-mal so gut infiziert wie mit dem Ad5-wt-Virus. Erstaunlicherweise funktioniert die Infektion mit Abstand am besten mit dem Fiber35-Virus, wo in den U87-Zellen 4 h nach Infektion sogar 2,643 Kopien Hexon pro ß-Aktin, und damit 27,5-mal so viele wie bei Infektion mit dem Ad5-wt-Virus, vorhanden sind.

3.3 Zellspezifität der viralen Konstrukte

Für die Tumorspezifität der hier untersuchten YB-1-abhängigen onkolytischen Adenoviren ist allerdings nicht nur die YB-1-Expression, sondern vor allem die Lokalisation in der Zelle entscheidend. Die spezifische YB-1-Färbung chemosensitiver (P) und chemoresistenter (RDB) HeLa-Zellen zeigt, dass das Protein lediglich in der resistenten Variante auch im Kern vorliegt, während die HelaP-Zellen nur perinukleär angefärbt werden (vgl. Abb. 12).

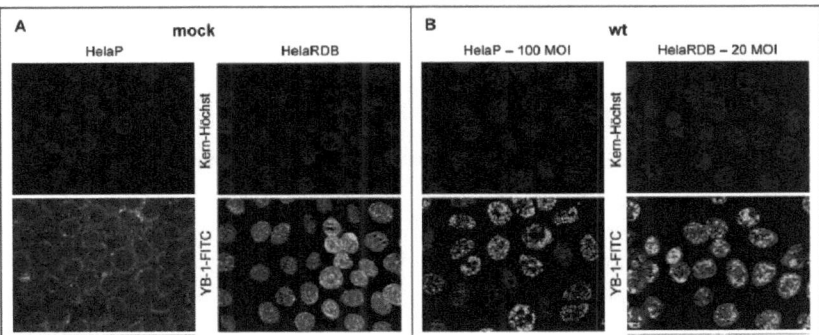

Abbildung 12: Immunzytochemie von HeLa-Zellen. A. Unbehandelte HeLaP- und HeLaRDB-Zellen. B. Mit 100 bzw. 20 MOI Ad-wt infizierte HeLaP- und HeLaRDB-Zellen werden 24 h später fixiert und mit einem YB-1-spezifischen, N-terminalen Antikörper gefärbt. Kernfärbung erfolgt mit Höchst (x 63).

Nach Infektion mit dem Ad-wt-Virus zeigen dagegen beide Zelllinien punktuelle Anfärbung („Speckles") im Kern, welche auf so genannte „Viral Inclusion Bodies" (vgl. Abschnitt 4) zurückzuführen ist. Allerdings ist nur das Ad-wt-Virus in der Lage, zumindest bei höheren MOI, auch die chemosensitiven HeLaP-Zellen effektiv zu infizieren (vgl. Abb. 13A). Die E1A-mutierten dl520- bzw. Delo-Konstrukte zeigen dagegen nur in den chemoresistenten HeLaRDB-Zellen effiziente Zelllyse ab 10 MOI (vgl. Abb. 13B). Je nach Viruskonstrukt werden sogar annähernd so viele Zellen wie mit dem wt-Virus abgetötet.

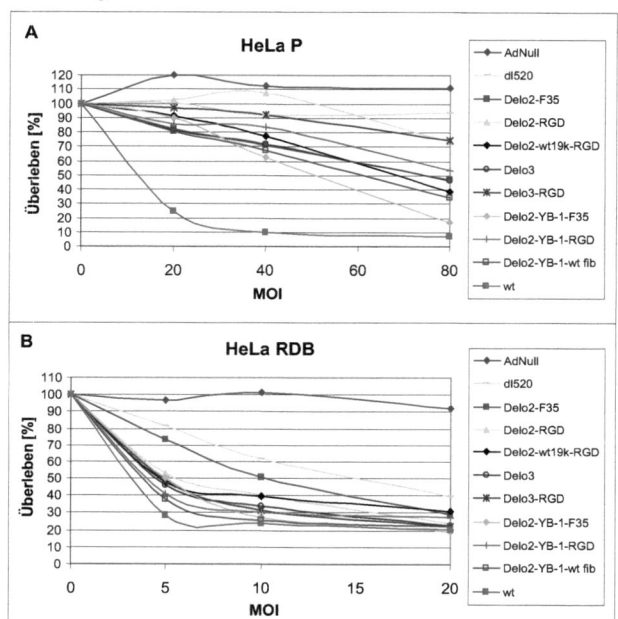

Abbildung 13: Zytotoxizitätstest der viralen Konstrukte auf HeLa-Zellen. Die chemosensitive oder -resistente Zelllinie HeLa P (A) bzw. HeLaRDB (B) wird mit der angegebenen MOI-Zahl der jeweiligen Viren infiziert und vier Tage später das Überleben der Zellen mittels SRB-Assay quantifiziert.

3.4. Vergleichende Untersuchungen der viralen Konstrukte

3.4.1 Virusbildung und -freisetzung

Da sowohl das Vorhandensein der E3-Region mit ADP, als auch die Deletion von E1B19K vermutlich einen Einfluss auf das onkolytische Potenzial und die Ausbreitung der Adenoviren haben, wird zunächst die Gesamtpartikelbildung der relevanten Konstrukte untersucht (vgl. Abb. 14).

Hierbei fällt auf, dass diese abhängig von der Zelllinie ist, da in U87-Zellen generell viel mehr Partikel gebildet werden, als in U373-Zellen.

Weiter stellt man fest, dass jegliche Veränderung im Vergleich zum Ad-wt zu reduzierter Virusbildung im Bereich von einer bis sogar zwei Zehnerpotenzen führt. Das dl520-Virus, welches die wenigsten Veränderungen gegenüber dem wt-Virus aufweist, schneidet hierbei noch am besten ab.

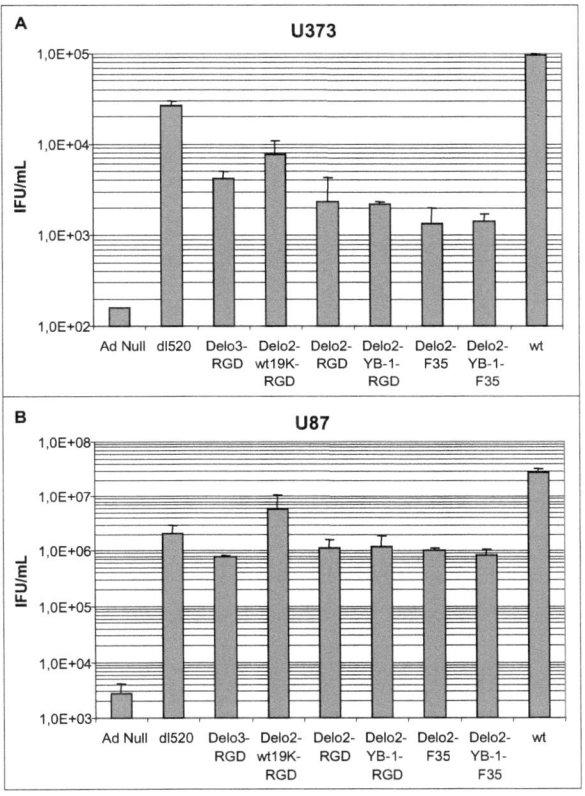

Abbildung 14: Partikelbildung. U373 (A)- und U87 (B)-Zellen werden primär mit 20 MOI der verschiedenen Konstrukte infiziert. Nach 72 h werden die Viren durch thaw/freeze freigesetzt und die Menge der infiziösen Partikel aus Zellen und Überstand mit dem AdEasy Viral Titer Kit bestimmt.

Genauso zeigt auch das Delo-Konstrukt Ad-Delo2-wt19k-RGD, welches das antiapoptotische Protein E1B19K exprimiert, eine vermehrte Partikelbildung. Die E3-Proteine ADP und das eingefügte Transgen YB-1 haben dagegen keinen nennenswerten Einfluss.

Ob die gebildeten Partikel auch effizient freigesetzt werden und daraufhin weitere Nachbarzellen infizieren und lysieren, wird mit dem Bystander-Assay untersucht (vgl. Abb. 15). Auch hier ist wieder eine Abhängigkeit von der Zelllinie zu erkennen, da bei den U87-Zellen weniger infizierte Zellen nötig sind, um einen ähnlichen Effekt wie in den U373-Zellen zu erzielen.

Ergebnisse

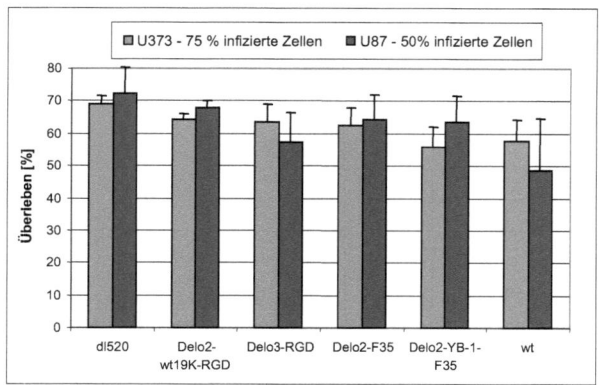

Abbildung 15: Bystander-Effekt. U373- und U87-Zellen werden primär mit 100 MOI der verschieden Viren infiziert und 5 h später zusammen mit 25 bzw. 50 % nicht infizierten Zellen für weitere sechs Tage kultiviert und anschließend das Überleben mittels MTT-Assay bestimmt.

Vergleichend fällt auf, dass, auch wenn der Bystander-Effekt generell nicht sehr ausgeprägt ist, alle Konstrukte eine ähnlich effiziente Freisetzung und Reinfektion wie das wt-Virus aufweisen. Die vermehrte Partikelbildung durch E1B19K (vgl. Abb. 14) führt dagegen aber nicht zwangsläufig auch zu einer effizienteren Freisetzung. Generell verhalten sich alle Konstrukte sehr ähnlich, lediglich das Fehlen von der E3-Region (Delo3-RGD in U87) bzw. das Einfügen von YB-1 in die E3-Region (Delo2-YB-1-F35 in U373) führen zu einem minimal gesteigerten Bystander-Effekt.

3.4.2 Zytotoxizität

Ein weiteres entscheidendes Kriterium für die Effektivität einer Antitumortherapie ist die Zytotoxizität des therapeutischen Agens. Diese wird für ausgewählte Konstrukte (+/- E3, +/- YB-1 und RGD vs. F35) mittels MTT-Assay auf den Standardzelllinien U373 und U87 sowie auf der Stammzelllinie R28 getestet (vgl. Abb. 16).

Auch hier ist wiederum kaum ein Unterschied zwischen allen untersuchten Konstrukten feststellbar, lediglich bei niedrigen MOI zeigt das wt-Virus ein stärkeres onkolytisches Potenzial. Bei 30 MOI in den U373-Zellen (vgl. Abb. 16A) führen die Delo2-Konstrukte zu einer etwas erhöhten Zytotoxizität im Vergleich zu dem E3-deletieren Ad-Delo3-RGD. Zwischen den verschiedenen Fibervarianten ist allerdings kein signifikanter Unterschied feststellbar, genauso wenig wie durch das Einfügen von YB-1 in die E3-Region. Dagegen führen in den CAR-negativen U87-Zellen bei 30 MOI (vgl. Abb. 16B) beide Fibermodifikationen (RGD und F35) zu einem verstärkten Zelltod im

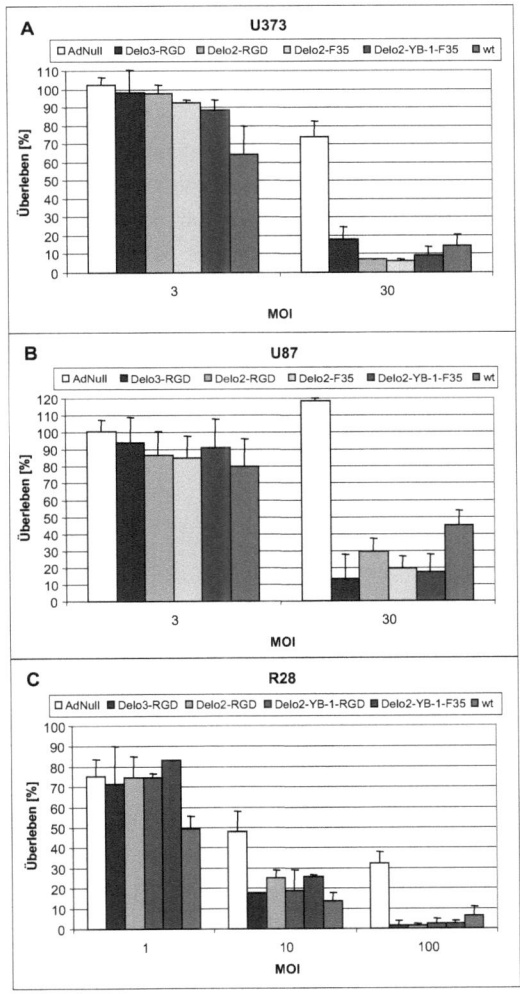

Abbildung 16: Zytotoxizität der viralen Konstrukte auf Gliomzellen. U373 (A)-, U87 (B)- und R28 (C)-Zellen werden mit den angegebenen MOI der verschiedenen Viren infiziert und fünf Tage später das Überleben mittels MTT-Assay quantifiziert.

Vergleich zum wt-Virus mit dem natürlichen Ad5-Fiber. Außerdem scheint sich analog zum Bystander-Assay das Einfügen von der E3-Region (vgl. Delo3-RGD und Delo2-RGD) geringfügig negativ auszuwirken, was aber durch die verbesserte Infektivität der F35-Konstrukte (vgl. auch Abb. 11) kompensiert wird. Auch in den R28-Zellen (vgl. Abb. 16C) verhalten sich alle Konstrukte sehr ähnlich, entscheidend ist aber, dass

3.4.3 Virusreplikation

Da bisher aber noch kein entscheidender Effekt durch das therapeutische Transgen YB-1 detektiert werden konnte, mikroskopische Beobachtungen jedoch einen möglichen Effekt zu frühen Zeitpunkten zeigen, wird nun die virale Replikation ein bis drei Tage nach Infektion genauer untersucht (vgl. Abb. 17). Mit dem 4 h-Wert wird sichergestellt, dass alle Konstrukte mit gleichem Fiber in gleicher Menge eingesetzt werden. Analog zu Abbildung 11 ist die Infektivität durch das RGD-Motiv leicht und durch den Fiber des Adenovirus 35 stark erhöht.

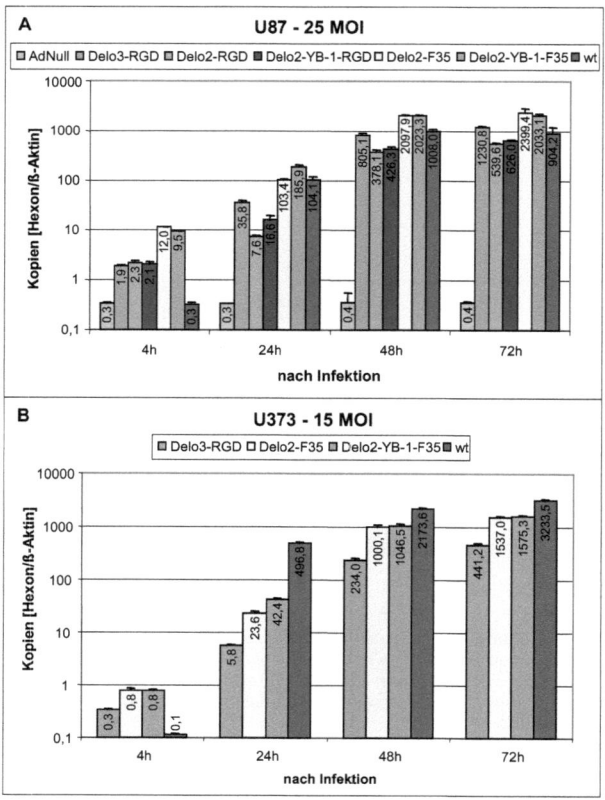

Abbildung 17: Virusreplikation. U87 (A)- und U373 (B)-Zellen werden mit 25 bzw. 15 MOI der jeweiligen Viren infiziert. Nach 4, 24, 48 und 72 h wird die DNA isoliert und mittels rt-PCR die Anzahl der Hexon-Kopien in den Zellen (normiert auf ß-Aktin) quantifiziert.

In den CAR-negativen U87-Zellen (vgl. Abb. 17A) wirkt sich das Einfügen der E3-Region (zumindest bei den RGD-Konstrukten) wiederum nachteilig aus, die F35-Konstrukte zeigen dagegen schon nach 24 h vor allem aber nach 48 und 72 h eine stärkere Replikation (2-fach) als das Ad5-wt-Virus.

Ein Unterschied zwischen den Konstrukten mit und ohne YB-1 ist nur nach 24 h (etwa 2-fach), jedoch nicht mehr zu späteren Zeitpunkten detektierbar.

In den CAR-positiven U373-Zellen (vgl. Abb. 17B) ist das wt-Virus dagegen extrem potent, so dass nach 24 h bereits 10- bis 100-mal so viele virale DNA-Kopien detektiert werden wie mit den Delo-F35- bzw. den Delo-RGD-Konstrukten. Der Unterschied ist zwar nach 48 bzw. 72 h nicht mehr ganz so ausgeprägt, dennoch erreichen selbst die F35-Konstrukte nur 50 % der maximalen DNA-Menge und auch das Einfügen von YB-1 hat wiederum nur nach 24 h geringfügige Auswirkungen auf die virale Replikation.

3.5 Analyse des Zelltodes

3.5.1 Apoptose

Dass die Delo-Konstrukte die Gliomzellen effizient abtöten, konnte bereits eindrucksvoll gezeigt werden. Im Folgenden soll nun die Art des Zelltods genauer untersucht werden. Eine mögliche Variante ist der programmierte Selbstmord der Zelle, die Apoptose, auf welche z.B. mit dem Caspase-Assay getestet werden kann.

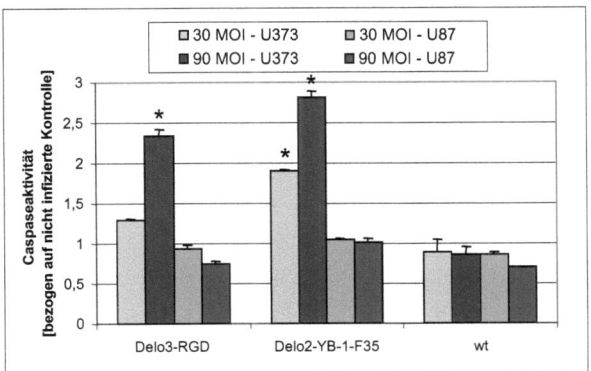

Abbildung 18: Caspase-Assay. U373- und U87-Zellen werden mit 30 und 90 MOI infiziert und 48 h später mittels fluorimetrischem Caspase-Assay auf Apoptose untersucht. * $p < 0{,}05$ (einseitiger t-Test).

Wie schon bei den Experimenten zuvor ist das Ergebnis auch hier abhängig von der Zelllinie. Abbildung 18 zeigt nämlich, dass nur in U373-Zellen der Zelltod nach Delo- aber nicht nach Ad-wt-Infektion signifikant auf Apoptose zurückzuführen ist.

3.5.2 Autophagie

Eine weitere Art des programmierten Zelltods, ist die Autophagie, welche unter anderem mit dem spezifischen Marker LC3 detektiert werden kann (vgl. Abb. 19).

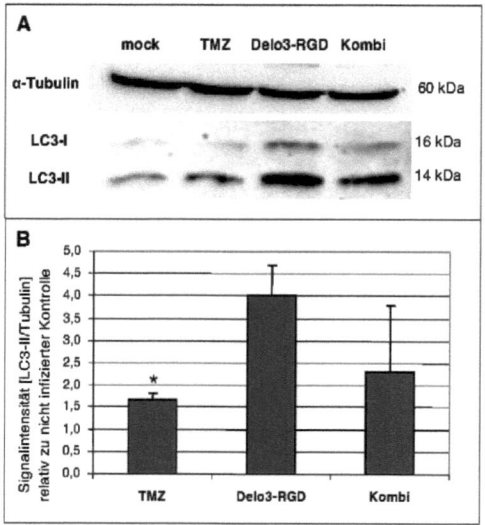

Abbildung 19: Autophagie. A. U87-Zellen werden 72 h lang mit 200 µM TMZ und/oder 15 MOI von Ad-Delo3-RGD behandelt. Anschließend werden 50 µg des Gesamtproteinisolats im Western Blot auf LC3- und α-Tubulin-Expression untersucht. B. Quantifizierung des LC3-II-Signals normiert gegen α-Tubulin. * $p < 0,05$ (einseitiger t-Test).

Hierfür wird die Menge des PE-konjugierten LC3-II-Proteins quantifiziert, welches im Gegensatz zum zytosolischen LC3-I auf Autophagosomen präsentiert wird (vgl. Abschnitt 4). Die verschieden behandelten U87-Zellen zeigen sowohl nach TMZ- als auch nach Virusinkubation eine Autophagieinduktion, wobei der Unterschied im Vergleich zu den Kontrollzellen nur für TMZ signifikant ist.

3.6 Elektronenmikroskopie

Als nächstes soll die Zellmorphologie nach Infektion mit Virus oder Behandlung mit Zytostatika mittels Elektronenmikroskopie genauer analysiert werden. Die für die Apoptose charakteristischen Eigenschaften, wie Schrumpfen der Zellen, dicht gepackte Zellorganellen und stark kondensiertes Chromatin (vgl. Pfeile in Abb. 20C und D) sind allerdings nur vereinzelt nach Behandlung mit CPT zu erkennen. Die mit den verschiedenen Viren infizierten U87-Zellen (vgl. Abb. 20E-G) zeigen im Vergleich zu

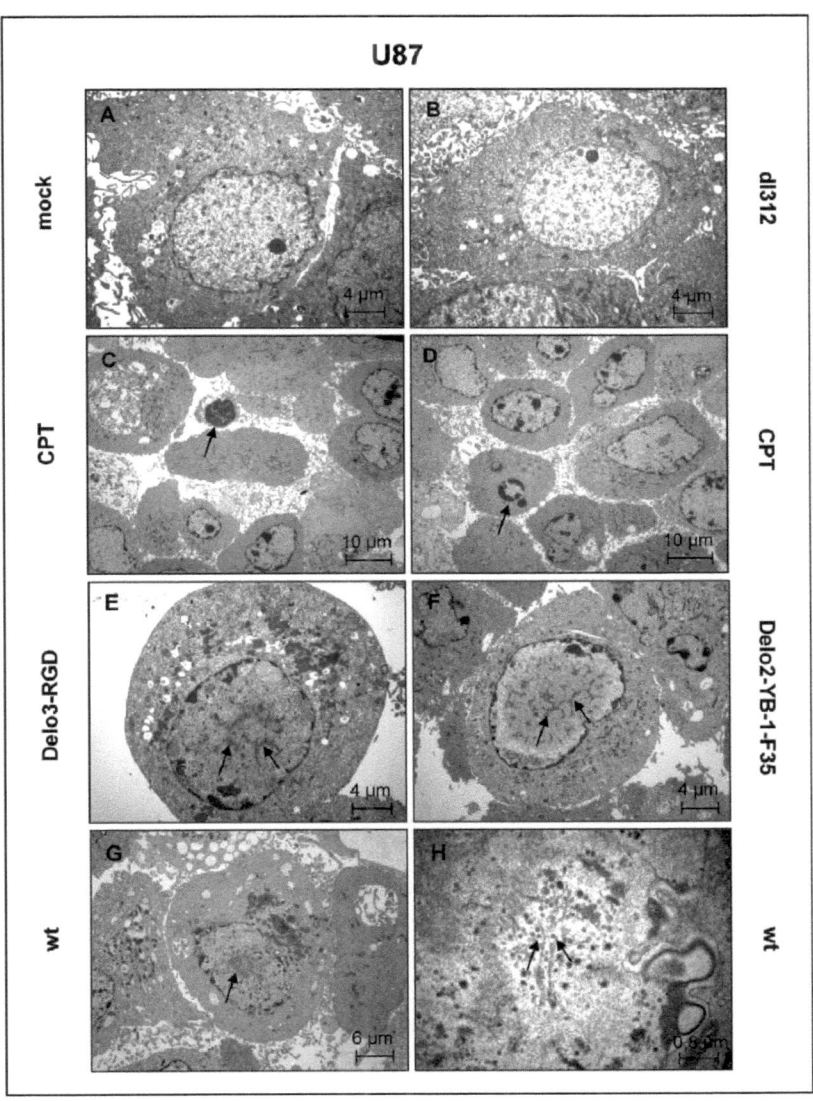

Abbildung 20: Elektronenmikroskopie von U87-Zellen. A. nicht infiziert, 5000x; B. 30 MOI dl312 für 48 h, 5000x; C und D. 10 μM CPT für 18 h, 2000x; E. 30 MOI Ad-Delo3-RGD für 48 h, 5000x; F. 30 MOI Ad-Delo2-YB-1-F35 für 48 h, 5000x; G. 30 MOI Ad-wt für 48 h, 3150x; H. vergrößerter Ausschnitt von G, 25.000x.

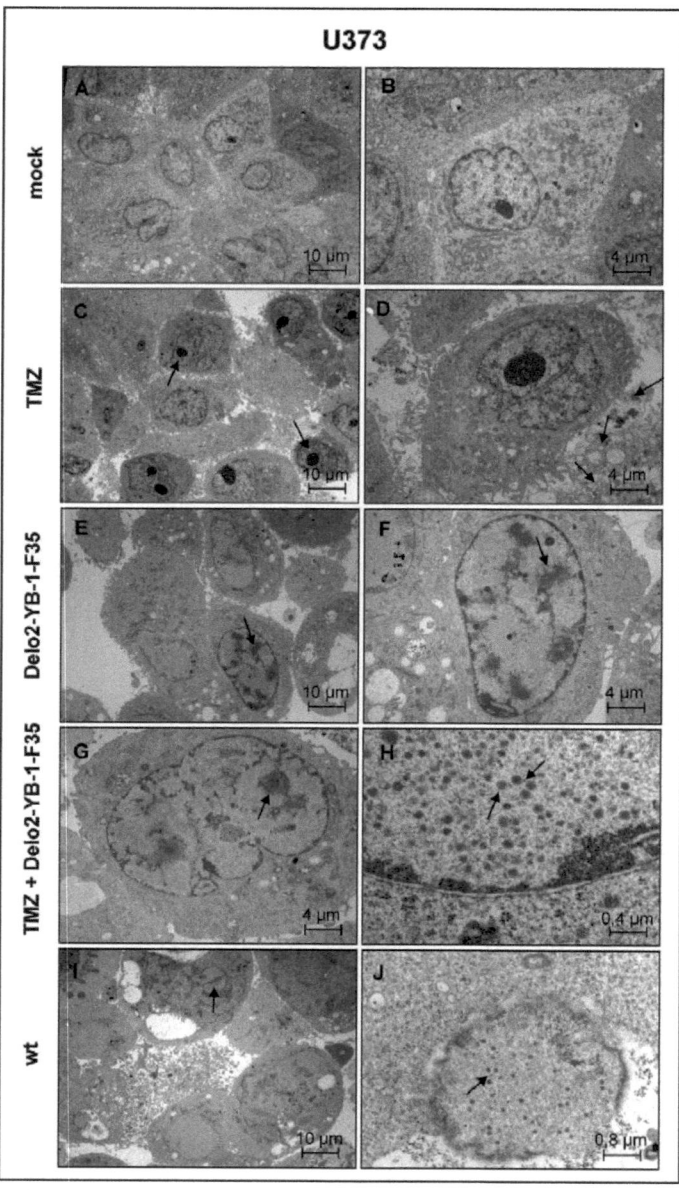

Abbildung 21: Elektronenmikroskopie von U373-Zellen. A. nicht infiziert, 2000x; B. vergrößerter Ausschnitt von A, 5000x; C. 200µM TMZ für 48 h, 2000x; D. 200µM TMZ für 48 h, 5000x; E. 30 MOI Ad-Delo2-YB-1-F35 für 48 h, 2000x; F. vergrößerter Ausschnitt von E, 5000x; G. 4 h 200µM TMZ gefolgt von 30 MOI Ad-Delo2-YB-1-F35 für 48 h, 5000x; H. vergrößerter Ausschnitt von G, 50.000x; I. 30 MOI Ad-wt für 48 h, 2000x; J. vergrößerter Ausschnitt von I, 25.000x.

den mock- bzw. dl312-infizierten Kontrollzellen (vgl. Abb. 20A und B) dagegen relativ große Zellen mit großen Zellkernen und teilweise kondensierter bzw. bereits fragmentierter Zellkernmembran. Die dunklen, kondensierten Bereiche (vgl. Pfeile in Abb. 20E-G) innerhalb des Zellkerns sind ein Hinweis auf vermehrte Proteinbildung und damit auf Bereiche mit erhöhter zellulärer Aktivität. Bei starker Vergrößerung sind sogar einzelne Viruspartikel (vgl. Pfeile in Abb. 20H) zu erkennen. Elektronenmikroskopische Untersuchung von U373-Zellen (vgl. Abb. 21) zeigt nach TMZ-Inkubation vermehrt Zellen mit stark kondensierten Nukleoli (vgl. Pfeile in Abb. 21C), was auf einen Zellzyklusarrest hindeutet. Außerdem sind vereinzelt Bereiche mit extremer Vakuolisierung (vgl. Pfeile in Abb. 21D) zu erkennen, wobei es sich z.B. um Autophagosomen oder sekundäre Lymphosomen handeln kann. Virusinfektion führt wie in U87-Zellen zu morphologischer Veränderung mit starker zellulärer Aktivität (vgl. Pfeile in Abb. 21E-G und I). Darüber hinaus kommt es vor allem nach Kombinationsbehandlung (vgl. Abb. 21G und H) im Vergleich zur Infektion mit Ad-wt zu einer noch effizienteren Viruspartikelbildung (vgl. Pfeile in Abb. 21H und J).

3.7 VEGF-Expression unter Normoxie und Hypoxie

Gerade *in vivo* ist es aber nicht nur wichtig die Tumorzellen zu zerstören, sondern auch ihre Versorgung zu unterbinden. Deshalb soll im Folgenden ein möglicher antiangiogenetischer Effekt der onkolytischen Viren anhand der VEGF-Expression untersucht werden. Abbildung 22 zeigt, dass nach Infektion mit den beiden *in vivo* eingesetzten Konstrukten vor allem in U373-Zellen, aber auch in U87-Zellen die VEGF-Expression signifikant gesenkt wird.

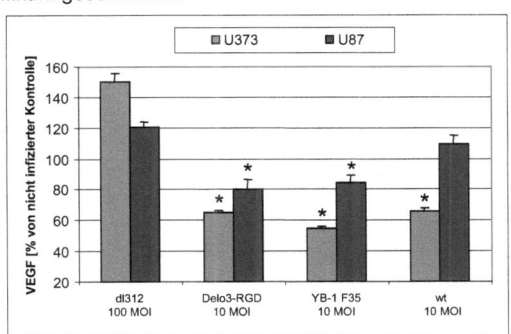

Abbildung 22: VEGF-Inhibition in Abhängigkeit von E1A.
U373- und U87-Zellen werden für 48 h mit 10 bzw. 100 MOI (dl312) der jeweiligen Viren infiziert und die Überstände mittels ELISA auf VEGF analysiert. * $p < 0,05$ (einseitiger t-Test).

Das E1A-negative Virus dl312 hat dagegen selbst bei hohen MOI (ermöglicht E1A-unabhängige Replikation) keinen Einfluss. Auffallend ist außerdem, dass das wt-Virus nur in den U373-, aber nicht in den CAR-negativen U87-Zellen zu einer VEGF-Inhibition führt, was wiederum auf eine schlechtere Infektivität dieser Zellen hindeutet. Da im Inneren des Tumors oft sauerstoffarme Bedingungen herrschen wird als nächstes die VEGF-Expression unter Hypoxie analysiert. Wie erwartet steigt diese abhängig von der Zelllinie zunächst auf das 2- bis 8-fache an (vgl. Tab. 10).

Tabelle 10: VEGF-Hochregulation in nicht infizierten Zellen nach Hypoxie (36 h).

Zelllinie	VEGF [x-fach]
LN-18	2,1
U373	7,5
U87	3,9

Nach Infektion mit den onkolytischen Viren kann die VEGF-Expression prozentual sogar noch stärker gesenkt werden, als es unter normoxischen Bedingungen der Fall ist (vgl. Abb. 23A und B). Dieser signifikante Unterschied zwischen Normoxie und Hypoxie ist allerdings nur bei den Delo-Konstrukten, nicht aber bei Ad-wt zu beobachten. Analog dazu kommt es auch nur bei diesen Konstrukten zu einer gesteigerten Replikation unter hypoxischen Bedingungen (vgl. Abb. 23C und D), so dass die Delo-Konstrukte auch in U373-Zellen auf einmal in der Lage sind, mindestens genauso viele virale DNA-Kopien wie Ad-wt herzustellen.

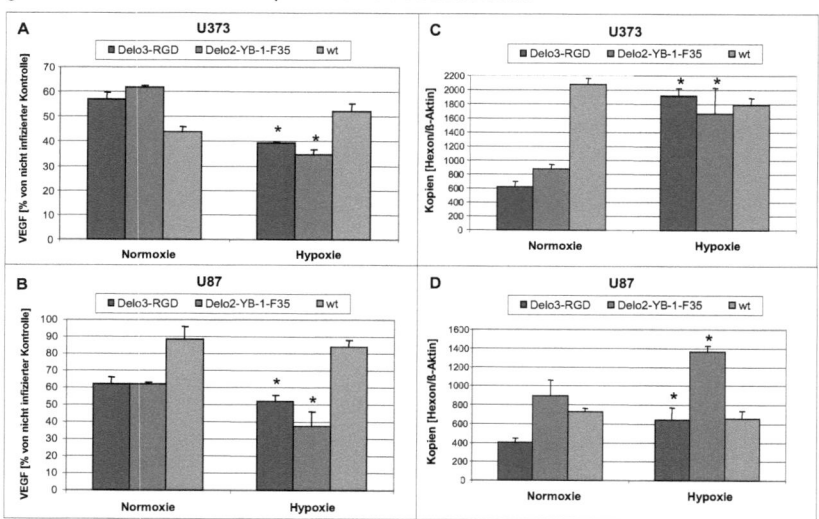

Abbildung 23: VEGF-Expression und virale Replikation unter normoxischen und hypoxischen Bedingungen. U373- (A und C) und U87-Zellen (B und D) werden zunächst für 24 h mit 10 MOI der angegebenen Viren infiziert und anschließend für weitere 36 h unter Normoxie oder Hypoxie inkubiert. Sechzig Stunden nach Infektion wird der Überstand mittels ELISA auf VEGF untersucht (A und B) bzw. die Anzahl der Hexon-Kopien in den Zellen (normiert gegen ß-Aktin) durch rt-PCR bestimmt. * $p < 0,05$ (einseitiger t-Test).

3.8 YB-1-Färbung

Um zu untersuchen, ob z.B. die gesteigerten Effekte unter Hypoxie im Zusammenhang mit einer veränderten YB-1-Lokalistaion stehen, werden die Gliomzellen unter verschiedenen Bedingungen immunzytochemisch untersucht (vgl. Abb. 24).

Sowohl die U373- als auch die U87-Zellen zeigen generell eine starke YB-1-Expression, wobei das Protein sowohl zytoplasmatisch als auch im Zellkern lokalisiert ist. Durch Zufügen von zellulärem Stress (TMZ oder Hypoxie) kommt es zu einer nahezu kompletten Translokation von YB-1 in den Zellkern. Die Zellkerne zeigen hierbei eine relativ gleichmäßige Anfärbung mit dem YB-1-Antikörper, während eine Infektion mit Ad-Delo2-YB-1-F35 (vor allem in U373) und Ad-wt zu den bereits angesprochenen „Speckles" (vgl. Abschnitt 4) führt.

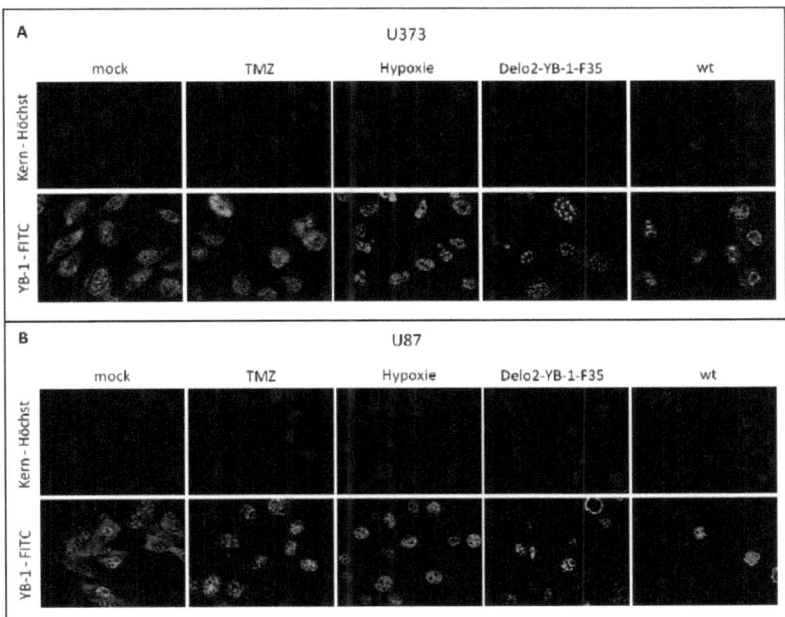

Abbildung 24: Immunzytochemie von U373- und U87-Zellen. U373- (A) und U87-Zellen (B) werden mit 25 MOI von Ad-Delo2-YB-1-F35 oder Ad-wt infiziert bzw. mit 200 µM TMZ oder unter Hypoxie inkubiert. Nach 24 h werden die Zellen fixiert und mit einem YB-1-spezifischen, N-terminalen Antikörper gefärbt. Kernfärbung erfolgt mit Höchst (x 63).

3.9 Kombinationseffekte mit TMZ und CPA

Da die beiden Zytostatika TMZ und CPA auch *in vivo* eingesetzt werden sollen, müssen diese erst mal *in vitro* auf ihre kombinatorischen Eigenschaften mit den jeweiligen onkolytischen Viren untersucht werden. Hierfür wird zunächst der Wert für die mittlere inhibitorische Konzentration (IC_{50}) auf den U87-Zellen mit 40 µM für TMZ und 0,33 µM für CPA bestimmt (vgl. Abb. 25).

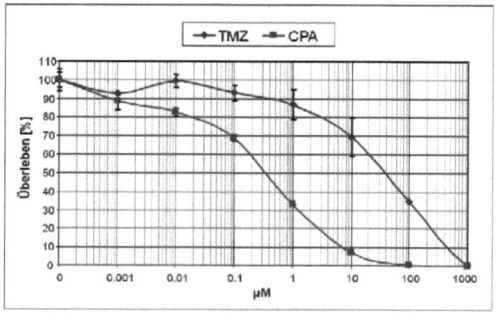

Abbildung 25: IC_{50} von TMZ und CPA auf U87-Zellen.
5×10^3 U87-Zellen werden in 96-Wells für 24 h mit den jeweiligen Konzentrationen von TMZ bzw. 4-Hydroxy-CPA behandelt. Nach einem Mediumwechsel erfolgt eine weitere Inkubation über 4 Tage bevor die Anzahl der überlebenden Zellen mittels MTT-Assay bestimmt wird. Der IC_{50} entspricht der Zytostatika-Konzentration bei der 50 % der Zellen überleben (IC_{50}-TMZ = 40 µM; IC_{50}-CPA = 0,33 µM).

In Abbildung 26 sind die für die verschiedenen Gliomzelllinien ausgewählten TMZ- und Viruskonzentrationen gezeigt, bei denen die Kombination am eindrucksvollsten funktioniert hat.

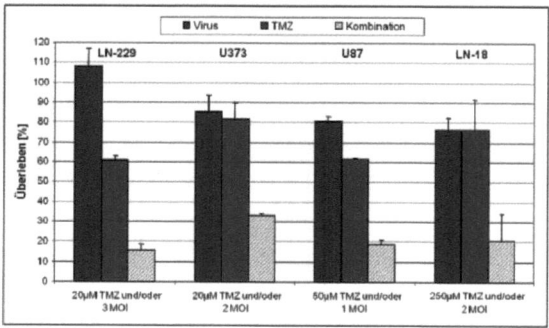

Abbildung 26: Synergistischer Effekt von Ad-Delo3-RGD und TMZ. 1×10^5 Gliomzellen pro 12-Well werden für 4 h mit 20-250 µM TMZ vorbehandelt und anschließend mit 1-3 MOI von Ad-Delo3-RGD infiziert. Die Auswertung erfolgt nach fünf Tagen mittels SRB-Assay. * $p < 0,05$ (einseitiger t-Test; sowohl Vergleich von „Kombination" und „Virus" als auch Vergleich von „Kombination" und „TMZ").

Demnach zeigen alle Zelllinien (inklusive der TMZ-resistenten Variante LN-18) eindeutig einen synergistischen Effekt, da z.B. Ad-Delo3-RGD alleine nur 20 % bzw. TMZ alleine 40 % der U87-Zellen tötet, in Kombination aber 80 % der Tumorzellen vernichtet werden. Auch die Kombination von Ad-Delo2-YB-1-F35 mit dem Zytostatikum und Immunsuppressivum CPA führt zumindest bei sehr hohen Konzentrationen zu verstärkten Effekten (vgl. Abb. 27), wobei diese lediglich additiv und nicht statistisch signifikant sind.

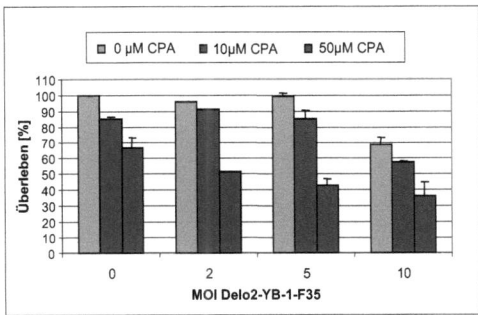

Abbildung 27: Additiver Effekt von Ad-Delo2-YB-1-F35 und CPA. 1×10^5 U87-Zellen pro 12-Well werden für 4 h mit 10 oder 50 µM 4-Hydroxy-CPA vorbehandelt und anschließend mit 2-10 MOI von Ad-Delo2-YB-1-F35 infiziert. Die Auswertung erfolgt nach sieben Tagen mittels SRB-Assay.

Da bereits gezeigt wurde (vgl. Abschnitt 3.8), dass TMZ-Behandlung zu einer nukleären Translokation von YB-1 führt, überrascht es nicht dass das YB-1-abhängige onkolytische Adenovirus Ad-Delo3-RGD so gute Kombinationseffekte mit TMZ zeigt, welche auch durch die folgende Replikationsanalyse noch mal bestätigt werden (vgl. Abb. 28).

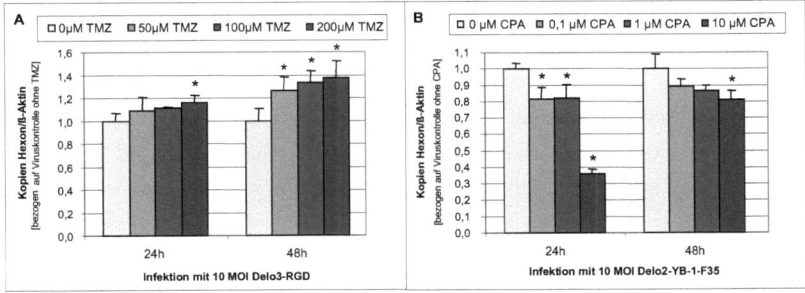

Abbildung 28: Einfluss von TMZ und CPA auf die virale Replikation. 1×10^5 U87-Zellen werden im 12-Well für 4 h mit 50-200 µM TMZ (A) bzw. 0,1-10 µM 4-Hydroxy-CPA (B) vorbehandelt und anschließend mit 10 MOI von Ad-Delo3-RGD (A) bzw. Ad-Delo2-YB-1-F35 (B) infiziert. Nach 24 und 48 h wird die DNA isoliert und mittels rt-PCR die Anzahl der Hexon-Kopien in den Zellen (normiert auf ß-Aktin) quantifiziert. * $p < 0,05$ (einseitiger t-Test).

Vor allem nach 48 h kommt es schon bei niedriger TMZ-Konzentration zu einer signifikanten Steigerung der viralen Replikation (vgl. Abb. 28A). Im Gegensatz dazu führt die Kombination von Ad-Delo2-YB-1-F35 und CPA zu einer Reduktion der Virusreplikation (vgl. Abb. 28B), was auch die schlechteren Kombinationseffekte aus Abbildung 27 erklärt. Entscheidend für den weiteren *in vivo*-Einsatz ist aber, dass diese leichte Hemmung schon nach 48 h nur noch bei unphysiologisch hohen Konzentrationen von 10 µM CPA statistisch signifikant ist, so dass für den Tierversuch mit keiner maßgeblichen Einschränkung zu rechnen ist.

3.10 *In vivo* U87-luc Xenograft-Modelle
3.10.1 Ad-Delo3-RGD und TMZ – Tumorentwicklung

Basierend auf den viel versprechenden *in vitro*-Ergebnissen wird ein Xenograft-Gliom-Modell entwickelt und zunächst der potenzielle *in vivo*-Effekt einer Kombinationstherapie bestehend aus Ad-Delo3-RGD und TMZ untersucht. In dieser explorativen Studie wird das Tumorwachstum bis 16 Tage nach Therapiestart verfolgt und bei Versuchsende in der Kombinationsgruppe ein mittleres Tumorvolumen von 57,4 mm^3 gegenüber 287,6 mm^3 (TMZ) und 831,7 mm^3 (Ad-Delo3-RGD) für die Einzeltherapien bestimmt (vgl. Abb. 29A). Das faktorielle Tumorwachstum pro Tag (vgl. Abb. 29B) beläuft sich auf 1,181 in der PBS-Kontrollgruppe, was einer täglichen Vergrößerung des Tumorvolumens von +18,1 % ± 4,5 entspricht (Median: +17,6 %; IQR: +16,1 % bis +20,3 %). In der Virusgruppe beträgt das tägliche Wachstum dagegen nur +0,4 % ± 9,2 (Median: +0,3 %; IQR: -8.4 % bis +8.5 %) und die TMZ behandelten Tiere zeigen ein faktorielles Tumorwachstum von 0,976, was sogar einer täglichen Verkleinerung des Tumorvolumens um -2,4 % ± 5,3 (Median: -2,1 %; IQR: -3,2 % bis -1,3 %) entspricht. Am stärksten ist der Effekt der Tumorvolumenregression allerdings mit -9,4 % ± 2,7 pro Tag (Median: -8,9 %; IQR: -11,0 % bis -7,9 %) in der Kombinationsgruppe zu beobachten. Demnach zeigen alle Therapiegruppen (einzeln und in Kombination) im Vergleich zur PBS-Gruppe eine signifikante Reduktion der mittleren Tumorwachstumsrate, sogar bei Berücksichtigung des korrigierten α-Wertes von 0,008 (alle p-Werte < 0,001). Zwischen den beiden Monotherapien (Virus und TMZ) kann zwar kein signifikanter Unterschied festgestellt werden (p = 0,598), aber im Vergleich zu beiden Einzelbehandlungen ist das Tumorwachstum bei Kombination von Ad-Delo3-RGD und TMZ ebenfalls signifikant reduziert (p < 0,001). Faktisch heißt das, dass das mittlere Tumorvolumen (in das auch mögliche Matrigelreste und Narbengewebe mit eingerechnet werden) in der Kombinationsgruppe am Tag der Opferung fast 4-mal kleiner ist als zu Therapiebeginn, so dass auch *in vivo* die Kombination mit TMZ zu einer synergistischen Steigerung des onkolytischen Effekts von Ad-Delo3-RGD führt.

Eine detaillierte Auswertung der Tumorentwicklung jeder einzelnen Maus (vgl. Abb. 29C) zeigt zudem je nach Therapieform ein anderes Verlaufsmuster. Während das Tumorvolumen aller PBS-gespritzten Mäuse über die Behandlungsdauer konstant ansteigt, zeigen die Mäuse der Kombinationsgruppe alle eine Reduktion des Tumorvolumens. In der Virusgruppe ist dagegen eine sehr ungleichmäßige Verteilung der Wachstumskurven zu erkennen, wogegen die Tumorgröße der meisten TMZ-behandelten Tiere über den gesamten Zeitraum konstant bleibt.

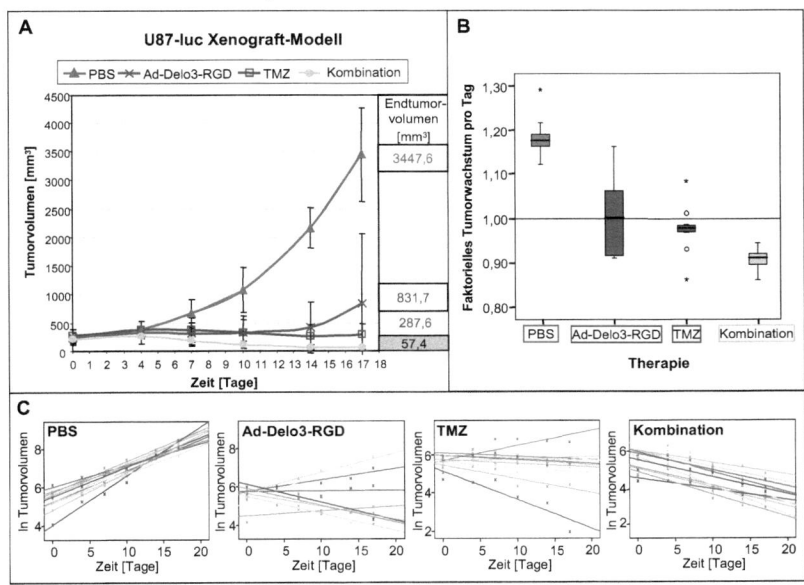

Abbildung 29: Tumorregression durch Ad-Delo3-RGD in Kombination mit TMZ im Xenograft-Modell. A. Mittlere Tumorvolumenentwicklung: Mäuse mit s.c. U87-luc-Tumoren werden in vier Gruppen eingeteilt. Kontrolltiere erhalten i.t.-Injektionen mit PBS, behandelte Tiere bekommen i.p. 150 µg TMZ an den Tagen 1, 4 und 7 und/oder 1×10^9 IFU Ad-Delo3-RGD i.t. an den Tagen 2, 5 und 8 verabreicht. B. Der Box-Whisker-Plot zeigt das faktorielle Tumorwachstum pro Tag in den verschiedenen Therapiegruppen (°: milder Ausreißer, *: extremer Ausreißer). C. Tumorentwicklung jeder einzelnen Maus in allen Therapiegruppen.

Diese Ergebnisse können durch Biolumineszenzimaging einiger Tiere bestätigt werden (vgl. Abb. 30). Hier zeigen alle Tiere der PBS-Gruppe ein verstärktes Luziferase-Signal, wohingegen das Signal bei Anwendung der Kombinationstherapie bei allen untersuchten Tieren geringer wird oder sogar in zwei von sechs Fällen komplett verschwindet. Im Vergleich dazu bleibt das Signal in der TMZ-Gruppe nahezu unverändert und die Virus-behandelten Tiere zeigen im gleichen Ausmaß verringerte (eine komplette Regression), stabile oder verstärkte Lumineszenzsignale.

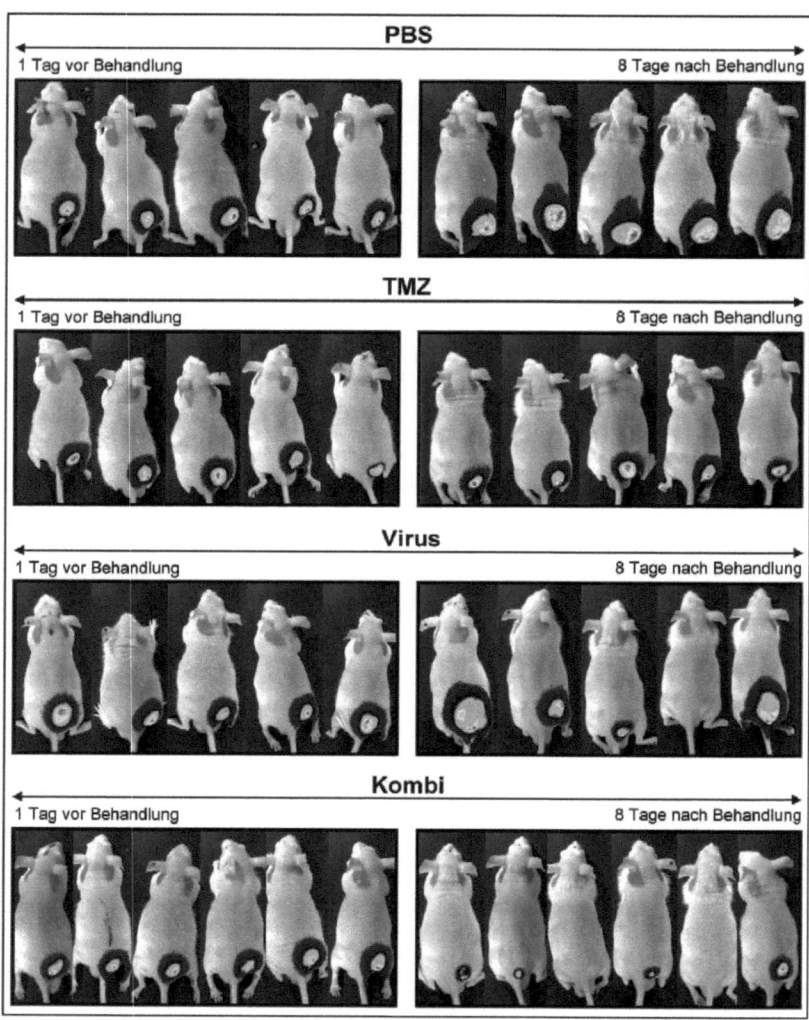

Abbildung 30: *In vivo*-Biolumineszenzimaging. Die Mäuse werden einen Tag vor Therapiebeginn und acht Tage nach Therapieende mit folgenden Geräteinstellungen geimaged: f/Stopp = 8, binning = high resolution, exposure time = 1 min.

3.10.2 Ad-Delo3-RGD und TMZ – Histologie

Die PBS-behandelten Xenograft-Tumoren (vgl. Abb. 31A) sind alle sehr homogen und zeigen teilweise geschwollene Zellkerne und zahlreiche mitotisch aktive Tumorzellen (im Mittel 6,5 pro Mikroskopfeld bei 400-facher Vergrößerung). Sklerotische Veränderungen werden nicht beobachtet. Dagegen zeigt die TMZ-Monotherapiegruppe (vgl. Abb. 31B) polymorphe, große Tumorzellen mit vereinzelter Lymphozyten-infiltration. Mitotische Zellen sind kaum zu sehen (im Mittel 0,86 pro Mikroskopfeld). Die Tumorzellen der virusbehandelten Tiere (vgl. Abb. 31C) weisen wiederum teilweise Zellatypien mit verschiedenen degenerativen und sklerotischen Veränderungen auf. Apoptotische und mitotische Aktivität (im Mittel 8,0 Zellen pro Mikroskopfeld) ist hier verstärkt vorhanden. In Übereinstimmung mit den Biolumineszenzergebnissen kann eine breite Variabilität bezüglich der adenoviralen Antitumoreffizienz, inklusive einer kompletten Regression, festgestellt werden. Massive Narbenbildung wird in drei von sechs Fällen der Kombinationsgruppe (vgl. Abb. 31D-F) gefunden. Diese zeigt außerdem vereinzelte Einwanderung von inflammatorischen Zellen. Komplette Tumorregression (keine Tumorzellen mehr zu erkennen) tritt in zwei Fällen ein, wohingegen die anderen vier Tumoren leichte bis starke degenerative Veränderungen der Tumorzellen aufweisen. Mitotische Zellen (im Mittel 1,0 pro Mikroskopfeld) sind kaum zu sehen.

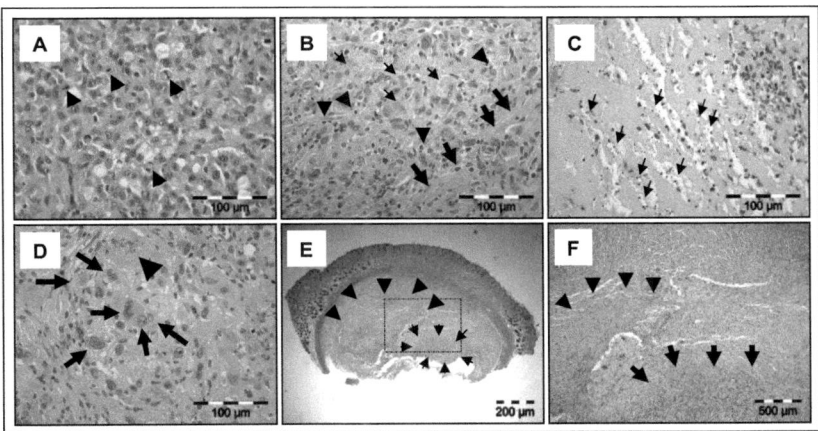

Abbildung 31: Histopathologische Analyse der implantierten Xenograft-Gliome (HE-Färbung). A. PBS: Tumorzellen zeigen hyperchromatische Zellkerne mit ausgeprägten Nukleoli. Mitosen sind reichlich vorhanden (Pfeilspitzen). B. TMZ: Tumorzellen sind merklich geschwollen und zeigen zytolytische Veränderungen mit diffusen Zellkernen (kleine Pfeile). Vereinzelt sind Lympho-Eosinozyten-Einwanderung (Pfeilspitzen) und kollagenes Stroma (große Pfeile) zu sehen. C. Ad-Delo3-RGD: Große Teile des Tumors sind mit kollagenen Fibrillen durchzogen, außerdem sind viele apoptotische Zellen (Pfeile) vorhanden. Verbleibende, lebende Tumorzellen sind im oberen, rechten Teil des Bildes zu sehen. D. Kombination: Die Tumorzellen zeigen unterschiedliche degenerierte Eigenschaften, wie z.B. eine Riesenzelle mit untypischer Mitose (Pfeilspitze). Außerdem ist eine deutliche zytoplasmatische und nukleäre Vakuolisierung zu erkennen (Pfeile). E. Kombination: Vollständig entnommener Tumor, bei dem lebende Tumorzellen nur noch teilweise in der unteren Subkutis vorhanden sind (Pfeile), wohingegen er massives Narbengewebe im oberen Teil des subkutanen Gewebes aufweist (Pfeilspitzen). F. Kombination: höhere Auflösung des Ausschnitts in Bild E.

Wie in Abb. 32A dargestellt ist, wird in den virusbehandelten Tieren ein signifikant verstärktes Ausmaß an Apoptose im Vergleich zur PBS- (p = 0,044) und zur TMZ-Gruppe (p = 0,005) beobachtet. Durch die Kombinationstherapie wird zwar auch vereinzelt Apoptose induziert, allerdings ohne signifikante Unterschiede zur PBS- oder TMZ-Gruppe. Neben den apoptotischen Eigenschaften der onkolytischen Virotherapie kann außerdem die Reduktion der Angiogenese als Wirkmechanismus identifiziert werden. Dafür wird die MVD in den Tumorschnitten durch CD31-Färbung (vgl. Abb. 32C) analysiert, wobei nur in der Virus- (p = 0,042) und in der Kombinationsgruppe (p = 0,033) signifikant weniger gefärbte Zellen gezählt werden (vgl. Abb. 32B).

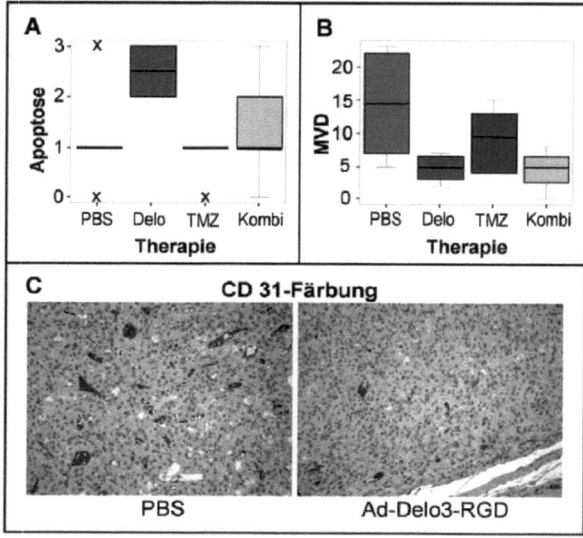

Abbildung 32: Ad-Delo3-RGD induziert apoptotischen Zelltod und Antiangiogenese in infizierten Xenograft-Gliomen. A. Der Grad der Apoptose wird in vier Gruppen eingeteilt: 0 = keine, 1 = gering, 2 = mäßig und 3 = stark. In der Virus-behandelten Gruppe ist das Ausmaß der Apoptose signifikant größer als in der PBS- (p = 0,044) und in der TMZ-Gruppe (p = 0,005). Statistische Auswertung erfolgt mit dem Mann-Whitney-U-Test (x: Ausreißer). B. MVD wird nach der CD31-Färbung mikroskopische analysiert: signifikante p-Werte für die PBS-behandelte Gruppe im Vergleich zur Virus- bzw. Kombi-Gruppe sind p = 0,042 und p = 0,033. C. Ausgewählte Bilder (x 200) der Mikrogefäßfärbung gegen CD31.

3.10.3 Ad-Delo2-YB-1-F35 und CPA

In einem zweiten *in vivo*-Versuch soll der Antitumoreffekt des im Vergleich zu Ad-Delo3-RGD noch weiter modifizierten Adenovirus Ad-Delo2-YB-1-F35 untersucht werden. Außerdem wird ein möglicher Kombinationseffekt durch zusätzliche Therapie mit dem Immunsuppressivum CPA analysiert.

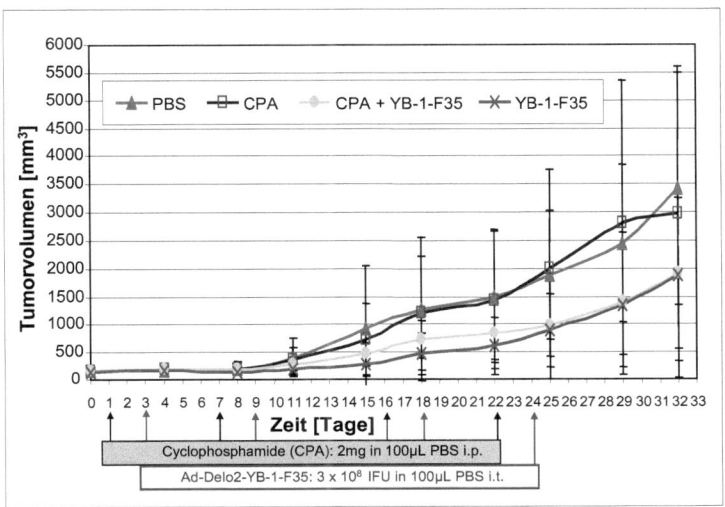

Abbildung 33: Tumorentwicklung im U87-luc Xenograft-Modell bei Therapie mit Ad-Delo2-YB-1-F35 und CPA. Mäuse mit s.c. U87-luc-Tumoren werden in vier Gruppen eingeteilt. Kontrolltiere erhalten i.t.-Injektionen mit PBS, behandelte Tiere bekommen i.p. 2 mg CPA an den Tagen 1, 7, 16 und 22 und/oder 3×10^8 IFU Ad-Delo2-YB-1-F35 i.t. an den Tagen 3, 9, 18 und 24 verabreicht.

Wie in Abbildung 33 zu sehen ist, war das Tumorwachstum in diesem Modell generell viel langsamer als bei dem ersten Versuch (vgl. Abb. 29 A). Allerdings konnte mit keiner Behandlungsmethode eine Tumorregression erzielt werden. Die Virus- und die Kombinationsgruppe zeigen lediglich ein verlangsamtes Tumorwachstum, wohingegen die Behandlung mit CPA zu gar keinem verstärkenden Antitumoreffekt führt.

In der folgenden histologischen Analyse soll daher nur ein Augenmerk auf die tumorinfiltrierenden Immunzellen gelegt werden, um doch noch eventuelle Unterschiede zwischen den einzelnen Behandlungsgruppen herauszufinden (vgl. Abb. 34). Hierbei wird deutlich, dass auch wenn anhand der Tumorgröße zwischen der PBS- und Chemotherapiegruppe bzw. zwischen der Virus- und Kombinationstherapiegruppe kein Unterschied festzustellen ist, trotzdem in den CPA-behandelten Tieren weniger Immunzellen im Tumor vorhanden sind. Sowohl der zytotoxische T-Zellmarker CD8 (vgl. Abb. 34 A), der reife B-Zellmarker CD20 (vgl. Abb. 34 B) als auch der Monozyten- und Makrophagenmarker CD68 (vgl. Abb. 34 C und D) detektieren weniger Immunzellinfiltration in den beiden mit dem Immunsuppressivum therapierten Gruppen („Chemo" und „Kombi"). Allerdings ist der Unterschied nur für CD8 zwischen den mit Virus- und Chemotherapie behandelten Tieren ($p = 0,031$) sowie für CD68 zwischen den mit Virus- und Kombinationstherapie behandelten Tieren ($p = 0,045$) signifikant.

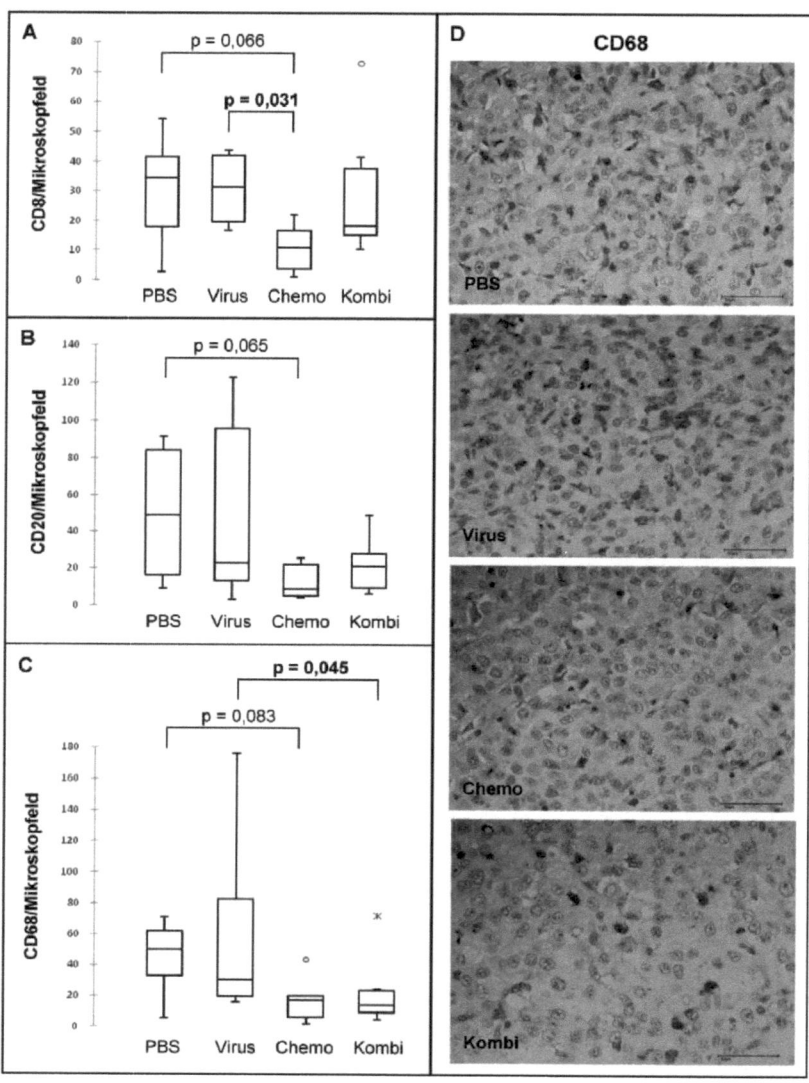

Abbildung 34: Histopathologische Analyse tumorinfiltrirerender Immunzellen. CD8- (A), CD20- (B) und CD68-positive (C) Zellen werden bei 400-facher Vergrößerung gezählt und die Verteilung in den verschiedenen Therapiegruppen mittels Box-Plot analysiert (°: milder Ausreißer, *: extremer Ausreißer). Statistische Auswertung erfolgt mit dem Mann-Whitney-U-Test, angegeben sind nur p-Werte < 0,1. D. Exemplarische Bilder der CD68-Färbung (x 400).

4 Diskussion

Hochgradig maligne Gliome stellen trotz einiger Fortschritte nach wie vor eine große Herausforderung für die moderne Medizin dar. Aber dank intensiver Forschung an den molekularen Grundlagen dieser Erkrankung, rückt die Gentherapie immer mehr in den Vordergrund. Ein viel versprechender Ansatz sind hierbei die onkolytischen Adenoviren, welche sich spezifisch in Krebszellen vermehren und diese abtöten können [46].

Da der humane, zelluläre Faktor YB-1 in vielen Tumorarten, wie auch dem Glioblastom, überexprimiert vorliegt [33], soll in dieser Arbeit die Antigliom-Aktivität einer YB-1-basierten Virotherapie in Kombination mit TMZ und CPA untersucht werden. Der Fokus liegt hierbei aber nicht nur auf dem onkolytischen Potenzial, sondern auch auf den zugrunde liegenden Wirkmechanismen dieses experimentellen Therapieansatzes.

Zur Evaluierung aller verwendeten Konstrukte werden diese zunächst mittels PCR auf Genomebene untersucht (vgl. Abb. 5), so dass die An- bzw. Abwesenheit aller relevanten Genabschnitte bestätigt werden konnte. Lediglich das größte zu erwartende Produkt von 1813 bp für die *E3*-PCR der YB-1-Konstrukte, konnte vermutlich aufgrund eines zu kurzen DNA-Synthese-Schrittes (40 sec) nicht effizient amplifiziert werden. Die Korrektheit dieser viralen Genome wurde aber mit einer separaten PCR-Analyse mit verlängerter Elongationszeit (Daten nicht gezeigt) verifiziert.

Entscheidend bei der DNA-Analyse ist vor allem das Fehlen des E1A13S-Signals, um eine spezifische Replikation der Viren in YB-1-kernpositiven Zellen zu gewährleisten. Durch die Produktion in E1-komplementierenden 293-Zellen kann es nämlich durch homologe Rekombination zur Entstehung so genannter replikations-kompetenter Adenoviren (RCA) kommen, was ein Problem für die großtechnische Produktion und die klinische Anwendung darstellt. Da beim Einsatz viraler Produkte vor allem die Sicherheit im Vordergrund steht, hat die „Food and Drug Association" ein Verhältnis von weniger als 1 RCA pro 3×10^{10} Viruspartikel vorgeschrieben. Alternative Zelllinien für die industrielle Virusproduktion sind daher z.B. Per.C6-Zellen, welche nur noch einen verkürzten Teil der E1-Seqeuenz enthalten und somit RCA-Bildung minimieren. Noch sicherer scheinen allerdings die mittels retroviraler Vektoren etablierten E1-komplementierenden Zelllinien Ac51 und Ac139 zu sein, welche die *E1A*- und *E1B*-Gene an getrennten Genomorten integriert haben und damit keine RCA-Generierung unterstützen. Durch zusätzliche Adaption dieser Zellen an serumfreie Suspensions-kulturbedingungen eignen sie sich hervorragend für die großtechnische Produktion und den sicheren klinischen Einsatz [137]. Da die Delo-Konstrukte aber bis auf die

11 bp-Deletion in *E1A* und die eventuelle Deletion von *E1B19K* die gesamte *E1*-Sequenz enthalten, kann es auch in diesen Zelllinien noch zu RCA-Bildung kommen, so dass vor einem möglichen klinischen Einsatz eine genaue Untersuchung nötig ist.

Weiter zeigt die mRNA-Analyse (vgl. Abb. 6), dass in den Delo-Konstrukten wirklich nur das kleinere 12S-Transkript gebildet wird, während das wt-Virus beide Spleißvarianten in gleichem Ausmaß produziert. Ob dadurch tatsächlich quantitativ weniger E1A12S nach wt-Infektion vorhanden ist oder ob das schwächere E1A12S-Signal auf limitierende PCR-Bedingungen zurückzuführen ist, müsste mit einer für das 12S-Produkt spezifischen, quantitativen real-time-PCR analysiert werden.

Dass auch das E1A12S-Protein in den Delo-Konstrukten effizient produziert wird, hat zusätzlich eine Western Blot-Analyse bestätigt (Daten nicht gezeigt).

Auf Proteinebene liegt der Fokus vielmehr auf der Untersuchung der YB-1-Expression (vgl. Abb. 7). Hier ist es schon nach 24 h möglich, die um 12 AS verkürzte, und damit etwa 1,3 kDa leichtere, exogene Variante nachzuweisen. YB-1 hat zwar nur eine molekulare Masse von 35,9 kDa, zeigt aber eine elektrophoretische Mobilität von etwa 48 kDa [35]. Es ist daher durchaus möglich, dass das veränderte Laufverhalten des verkürzten, exogenen Proteins nicht nur auf die geringere Größe, sondern eventuell auch auf posttranslationale Modifikationen zurückzuführen ist.

Auf ß-Aktin normierte Quantifizierung der YB-1-Menge in den verschiedenen Gliomzellen (vgl. Abb. 8) zeigt, dass überall – auch in der Stammzelllinie R28 – YB-1 stark exprimiert vorliegt, wobei nur geringe Unterschiede zwischen den Zelllinien feststellbar sind. So scheint LN-428 eine relativ hohe und LN-229 eine etwas niedrigere Expression des zellulären, mit adenoviraler Replikation assoziierten Faktors YB-1 [37] aufzuweisen, was auch mit der mikroskopisch analysierten, lytischen Aktivität (vgl. Abb. 9) übereinstimmt. Entscheidend für die Spezifität der Delo-Konstrukte ist aber die Tatsache, dass Berichte über das Fehlen von YB-1 in gesundem Gehirngewebe [112] bestätigt werden konnten. Der Vollständigkeit halber sei hier erwähnt, dass dieses Ergebnis auch bei einer gemeinsamen Western Blot-Analyse ausgewählter Gliomzelllinien zusammen mit dem gesunden Gehirngewebe (Inkubation aller Proben mit dem Eurogentec-Antikörper) reproduzierbar war (Daten nicht gezeigt).

Bezüglich der CAR- und CD46-Expression auf den Gliomzellen gibt es dagegen teils variierende Angaben [60,61,138,139]. Übereinstimmend mit den Ergebnissen dieser Arbeit (vgl. Abb. 10) kann allerdings festgestellt werden, dass CAR auf U87-Zellen gar nicht bis nur mäßig exprimiert wird [61,138,139]. Im Gegenteil dazu sind U373-Zellen auf Grund hoher CAR-Expression gut zugänglich für eine Ad5-Infektion [61,140]. Der Rezeptor CD46 für Serotyp B-Adenoviren ist ebenfalls auf allen Standard-Gliomzellen zumindest mäßig, wenn nicht zahlreich vorhanden [138,139]. Aber auch die für die Wechselwirkung mit dem RGD-Motiv wichtigen $α_vβ$-Integrine werden an der Oberfläche der in dieser Arbeit untersuchten Zelllinien stark exprimiert [138]. Damit korreliert auch die in Abbildung 11 dargestellte erhöhte Infektivität der RGD- oder Fiber35-Konstrukte, wobei weitere molekulare Untersuchungen noch mehr Aufschluss darüber geben sollten, warum die Fiber35-Viren, vor allem auf den U87-Zellen, so überlegen sind.

Zudem erwähnenswert ist die Tatsache, dass eine übermäßige Produktion von Fibermolekülen durch replizierende Viren zu einer Rezeptormaskierung [141] bzw. einer Herunterregulation von CD46 [142] führen kann, was die Reinfektion von weiteren Nachbarzellen erschwert. Eine weitere Alternative wäre daher auch eine gezielte Infektion über den auf Gliomzellen stark exprimierten Wachstumsfaktorrezeptor EGFR [75].

Die in dieser Arbeit untersuchten Viren sind nicht in ihrer Infektion, sondern in ihrer Replikation auf Krebszellen – genauer gesagt auf resistente Krebszellen – limitiert. Dafür muss der zelluläre Faktor YB-1 kernlokalisiert vorliegen, was in den resistenten HeLaRDB sehr homogen der Fall ist (vgl. Abb. 12). Der Zusammenhang von YB-1 und MDR ist allerdings teilweise umstritten [143] bzw. es wird angenommen, dass YB-1 nur für die Initiation und nicht für die Aufrechterhaltung der Resistenz verantwortlich ist [144]. Dennoch replizieren die YB-1-abhängigen Viren nur in den resistenten HelaRDB-Zellen. Die chemosensitiven HeLaP können dagegen lediglich mit dem wt-Virus effizient infiziert werden, wobei hierfür eine höhere MOI als bei HeLaRDB nötig ist (vgl. Abb. 13).

Unabhängig von der Resistenz sind die infizierten Zellen (vgl. Abb. 12 und 24) sowohl durch veränderte Kernstrukturen (Höchstfärbung zeigt vergrößerte Kerne mit unregelmäßigen Konturen), als auch durch punktuelle YB-1-Färbung („Speckles") gekennzeichnet. Letzteres ist auf eine Kolokalisation von YB-1 mit „Viral Inclusion Bodies" zurückzuführen, welche Zentren der viralen Replikation und Transkription darstellen und genauso wie die YB-1-Kernlokalisation mit den viralen Proteinen E1B55K und E4orf6 assoziiert sind [37,145].

Diese Strukturen sind nur in den virusinfizierten Gliomzellen vorhanden, wohingegen andersartiger Zellstress wie TMZ oder Hypoxie (vgl. Abb. 24) genauso wie Bestrahlung [61] zu einer homogeneren Verteilung von YB-1 im Kern führt. Ursprünglich wurde angenommen, dass dieser stressinduzierte Kerntransport auf eine Proteasomen-vermittelte Spaltung von YB-1 zurückzuführen ist, so dass nur ein verkürztes Protein über ein „Nuclear Localisation Signal" in den Kern transloziert wird, wohingegen der C-terminale Rest über ein „Cytoplasmic Retention Signal" zurückgehalten wird [146].

Dies konnte aber mittlerweile durch genaue massenspektrometrische Analyse des verkürzten Western-Blot-Signals und Entwicklung verbesserter Antikörper widerlegt werden [35].
Widersprüchlich bleibt aber die Tatsache, dass Zhang et al. eine YB-1-Kernlokalistion nur in Abhängigkeit von p53 zeigen konnten [147], in dieser Arbeit aber diesbezüglich kein Unterschied zwischen p53-mutierten U373-Zellen und p53-wt U87-Zellen festzustellen ist. Es bleibt also festzuhalten, dass auch wenn eine Interaktion zwischen YB-1 und p53 berichtet wurde [31], es schwierig ist, einfache, konkrete Zusammenhänge zu erstellen, da es sich bei YB-1 um ein multifunktionales Protein handelt, was in den verschiedensten Regulations- und Signalkaskaden eine pleiotrope Rolle spielt.

Ein großes Problem der onkolytischen Adenoviren besteht in der Tatsache, dass durch die Veränderung gegenüber dem wt-Genom zur Erlangung der Tumorspezifität in die Natur des Virus eingegriffen und dieses dadurch geschwächt wird. Deshalb soll z.B. die Deletion von E1B19K nicht nur für erhöhte Krebsspezifität, sondern auch für eine verstärkte onkolytische Potenz sorgen [64]. Genauso wird einem ADP-überexprimierenden Adenovirus eine verbesserte Zelllyse und Virusverbreitung nachgesagt [148].
Wichtig ist also, dass nicht nur die primär infizierten Zellen mit der Virotherapie erreicht werden, sondern auch Nachbarzellen in diesem Fall durch virale Replikation und Verbreitung zerstört werden können. Dieser so genannte Bystander-Effekt [134] ist in den Gliomzellen aber auch mit dem unveränderten wt-Virus nur sehr begrenzt zu beobachten (vgl. Abb. 15). Eine weitere Möglichkeit die virale Verbreitung zwischen den Zellen zu verbessern wären daher fusogene Membranglykoproteine z.B. aus dem Masern- oder dem Endogenen Retrovirus [149,150]. Durch Fusion einer infizierten Zelle mit der Zellmembran seiner Nachbarzellen entstehen hierbei so genannte Synzytien, also große, mehrkernige Zellen, die innerhalb von fünf Tagen absterben [150].

Nichts desto trotz zeigen alle untersuchten Konstrukte eine effiziente onkolytische Potenz (vgl. Abb. 16), was mit dem MTT-Assay verifiziert wurde, welcher im Gegensatz zum SRB-Assay durch Stoffwechselaktivität die tatsächlich noch aktive Zellzahl ermittelt. Dies ist auch eine Erklärung für die verminderte Zellzahl nach Ad-Null-Infektion, da hier vor allem hohe MOI ebenfalls einen Einfluss auf den Stoffwechsel zu haben scheinen, obwohl das Virus ansonsten keine lytische Aktivität, Partikelbildung oder Replikation zeigt (vgl. Abb. 13, 14 und 17A). Da der MTT-Assay auch für Suspensionszellen verwendet wird, kann gezeigt werden, dass die Delo-Konstrukte

auch in der Lage sind CD133$^+$-CSC, wie R28 (vgl. Abb. 16C), zu eliminieren. Dies ist vor allem von besonderer Bedeutung seit berichtet wurde, dass der Stammzellmarker CD133 mit dem Überleben von Gliompatienten assoziiert werden kann [151]. Diese multipotenten, selbst-erneuernden und resistenten Zellen können auch aus den Zelllinien U87 und U373 isoliert werden [152,153] und stellen ein wichtiges Ziel für die Virotherapie dar [90,154]. Hierbei scheint sich vor allem das Adenovirus 16 für eine effiziente Infektion von sowohl CD133$^+$- als auch CD133$^-$-Primärtumoren zu eignen [155].
Zudem zeigen weitere (noch nicht publizierte) Daten, dass onkolytische Viren auch in Kombination mit Zytostatika effizient gegen diverse Stammzelllinien eingesetzt werden können. Dadurch wird die Virotherapie um ein interessantes Feld erweitert, indem mittels gezielter Abtötung der CSC vor allem die Rezidivrate minimiert werden soll [90].

CSC sind zudem ein interessanter Angriffspunkt für antiangiogenetische Therapieansätze [156], da sie über VEGF die Gefäßneubildung fördern [157]. Es ist bekannt, dass VEGF eine wichtige Rolle beim Tumorwachstum spielt, weshalb es sich um ein anerkanntes Ziel für die Krebstherapie handelt [158].
Das adenovirale Protein E1A ist ein multifunktionales Protein, welches unter anderem durch p300-Bindung an der Herunterregulation der VEGF-Expression beteiligt ist [159]. Es ist demnach wahrscheinlich, dass das E1A12S-Protein, welches von den Delo-Konstrukten gebildet wird, verantwortlich für die beobachtete VEGF-Inhibition *in vitro* ist (vgl. Abb. 22). Diese Hypothese wird durch die Tatsache unterstützt, dass das E1A-deletierte Virus dl312, auch bei einer durch hohe MOI ausgelösten, E1A-unabhängigen Replikation [125], nicht in der Lage ist die VEGF-Expression zu inhibieren. Interessanterweise führt aber die Infektion mit 10 MOI von Ad-wt zu keiner VEGF-Inhibition, was wiederum auf die schlechtere Infektivität dieser Zellen mit dem Serotyp 5-Fiber hindeutet. Aufgrund des zusätzlichen RGD-Motivs ist Ad-Delo3-RGD dagegen in der Lage U87-Zellen effizient zu infizieren, was auch zu dem beobachteten antiangiogenetischen Effekt im Xenograft-Modell führt (vgl. Abb. 32B und C).
Förderlich dürfte hierbei auch die Erkenntnis sein, dass es sich bei YB-1 um ein neues molekulares Ziel für Tumorgefäße handelt [33], so dass auch tumorassoziierte Endothelzellen effektiv durch YB-1-abhängige onkolytische Viren abgetötet werden können.
Einen wichtigen Aspekt für die Tumorbiologie und damit für Angiogenese, Invasion und Resistenz stellt außerdem die Hypoxie dar [160]. Unter anderem wird die Ausbreitung der bereits erwähnten CD133$^+$-CSC vor allem unter hypoxischen Bedingungen durch HIF-1α- und HIF-2α-Induktion begünstig [161,162]. Es ist deshalb nicht verwunderlich, dass sowohl Bevacizumab als auch TMZ nach HIF-1α-Inhibition eine verstärkte

Antitumoraktivität zeigen [163,164]. Aber auch der Einsatz eines CRAd, dessen Replikation abhängig von HIF-1α ist, ist eine Möglichkeit auf dieser molekularen Ebene in die Tumorbiologie einzugreifen [69].

Daher ist es erwähnenswert, dass beide *in vivo*-eingesetzten Delo-Konstrukte in der Lage sind auch unter hypoxischen Bedingungen sogar noch besser zu replizieren und somit VEGF noch effizienter zu inhibieren (vgl. Abb. 23). Diese Beobachtung trifft aber nicht auf das wt-Virus zu, was sich mit Berichten über sogar reduzierte Replikation und E1A-Expression von Ad5-wt unter hypoxischen Bedingungen deckt [165]. Da die Kernlokalisation von YB-1 bekanntlich durch Zellstress beeinflusst wird und auch nach Hypoxie ein Kerntransport von YB-1 zu beobachten ist (vgl. Abb. 24), ist das eine mögliche Erklärung für die erhöhte Replikation und damit noch effizientere Antiangiogenese der YB-1-abhängigen Adenoviren unter hypoxischen Bedingungen.

Allerdings muss beachtet werden, dass die hypoxische Reaktion des Tumors abhängig ist von seiner Mikroumgebung. Ein HIF-1α-„knock-out" zeigt zwar in gefäßarmen Tumoren in der Tat antiangiogenetische Wirkung, bei gefäßreicher Umgebung kommt es dagegen zu einem schnelleren Wachstum und verstärktem invasiven Verhalten der Tumorzellen [166]. Dies könnte eine Erklärung dafür sein, dass nicht alle Patienten auf eine Bevacizumab-Therapie ansprechen bzw. sogar gegenteilige Effekte wie erhöhtes Infiltrationsverhalten auftreten [167]. Es scheint daher wichtig zu sein, neben der angiogenetischen auch die invasive Komponente von GBM zu berücksichtigen, so dass für eine effektive Therapie eine Kombination aus antiangiogenetischer Behandlung und anderen gezielten Therapeutika, inklusive Anti-Invasions-Ansätzen, nötig ist [168,169].

Unter Berücksichtigung der Heterogenität der Krebszellen lassen sich auch die unterschiedlichen Effekte von Ad-Delo3-RGD, welches bereits unter „Good Manufactoring Practice"-Bedingungen für eine Toxizitäts- und anschließende klinische Studie hergestellt wird, auf das Tumorwachstum besser verstehen (vgl. Abb. 29C). In dieser Therapiegruppe zeigen nämlich einige Tiere eine Tumorreduktion, während andere überhaupt nicht auf die Behandlung anzusprechen scheinen. Eine mögliche Erklärung hierfür könnte eine verstärkte Viruselimination in gut durchbluteten Tumoren oder verminderte virale Verbreitung auf Grund eingekapselter Tumorzellen sein.

Auf der anderen Seite kommt es in der TMZ-Monotherapiegruppe lediglich zu einer Stabilisierung der Tumorgröße, was eine dauernde Zytostatikagabe erfordert, um kein erneutes Wachstum der Tumorzellen zu riskieren. Bei Anwendung der Kombinationstherapie aus TMZ und YB-1-abhängigem onkolytischen Virus ist dagegen ein effektiver Antigliomeffekt *in vivo* zu erkennen, da sowohl die Tumorvolumenmessung

(vgl. Abb. 29A und B) als auch das Biolumineszenzimaging (vgl. Abb. 30) teilweise oder komplette Tumorregression zeigen.
Hierbei ist zu beachten, dass die U87-Zellen auf Grund niedriger MGMT-Expression relativ sensitiv auf eine TMZ-Behandlung reagieren [170]. Demnach würde ein Modell mit TMZ-resistenten Zellen eher das klinische Bild widerspiegeln, genauso wie die Durchführung eines orthotopen Modells, woran bereits mit einer Kooperationsgruppe gearbeitet wird.
Trotzdem stimmen die Ergebnisse mit publizierten Studien überein, die bereits gezeigt haben, dass die Virotherapie effektiv mit TMZ oder anderen zytotoxischen Mitteln kombiniert werden kann [171].
Insbesondere die MGMT-unabhängige Sensitivierung gegenüber TMZ durch YB-1-Inhibition [112] könnte für den in dieser Arbeit untersuchten Therapieansatz – durch den Verbrauch von YB-1 in Folge viraler Replikation – einen Hauptwirkungsmechanismus darstellen.

Eine effektive Abtötung aller Krebszellen ist vor allem für den *in vivo*-Einsatz von besonderer Bedeutung, um ein erneutes Wachstum des Tumors zu unterbinden. Gerade große Tumoren sterben natürlicherweise im Zentrum aufgrund von Mangelversorgung mit Blut nekrotisch ab. Sowohl nach Chemo- als auch nach Virotherapie werden dagegen auch die programmierten Zelltodvorgänge Apoptose und Autophagie beobachtet [172]. Es ist zwar bekannt, dass es nach TMZ-Behandlung mehr zu einem G_2-M-Zyklusarrest als zu apoptotischem Zelltod kommt [173], für die Delo-Konstrukte konnte im Rahmen dieser Arbeit aber zumindest teilweise Apoptose beobachtet werden. Auch wenn *in vitro* elektronenmikroskopisch (vgl. Abb. 20) kaum apoptotische Zellen detektierbar waren, konnte wenigstens in U373-Zellen mit den Delo-Konstrukten eine für diesen Zelltod typische Caspaseaktivierung [133] festgestellt werden (vgl. Abb. 18). Außerdem zeigt die histologische Untersuchung der U87-Xenograft-Tumoren vor allem nach Virusbehandlung neben Nekrose (Daten nicht gezeigt) auch vermehrt Apoptose (vgl. Abb. 31 und 32A).
Die Analyse der Tumorschnitte auf Autophagie stellt dagegen eine größere Herausforderung dar, da zwischen einer eher diffusen Anfärbung von LC3-I und der auf Autophagie hindeutenden, punktuellen Anfärbung von LC3-II unterschieden werden muss [174]. Elektronenmikroskopisch sind nur mit viel Erfahrung die charakteristischen Doppelmembranvesikel zu erkennen und auch LC3-Western-Blots können unterschiedlich interpretiert werden. Die Quantifizierung des LC3-II-Signals im Western Blot ist mittlerweile aber eine gängige und anerkannte Methode, da dieses nach Autophagieinduktion durch Konjugation eines PE-Restes an LC3-I gebildet wird [175,176].

Diskussion

So konnte zumindest *in vitro* in U87-Zellen vermehrt Autophagie sowohl durch TMZ als auch durch Ad-Delo3-RGD detektiert werden (vgl. Abb. 19).
Interessanterweise ist die Autophagie, wie die Nekrose, mit der Freisetzung des „High-Mobility-Group-Proteins B1" assoziiert, welches als Immunmodulator eine tumorspezifische Immunantwort hervorrufen und dadurch die ursprüngliche Therapiewirkung noch mal verstärken kann [177,178].
In den vergangenen Jahren ist die Virotherapie allerdings vornehmlich mittels immundefizienter Xenograft-Modelle in Nacktmäusen getestet worden, da humane Adenoviren bekanntlich nur sehr schlecht in Tumorzellen anderer Spezies replizieren und diese lysieren können. Erst durch die Entwicklung immunkompetenter Hamster- oder syngener Mausmodelle, ist eine praxisorientiertere Widerspiegelung des Einsatzes onkolytischer Adenoviren in Krebspatienten möglich geworden [179,180]. Da sich gezeigt hat, dass der durch Bestrahlung, Chemo- oder Virotherapie induzierte, immunogene Zelltod für die Effizienz der Therapie von großer Bedeutung ist [181,182], sollte zukünftig also vermehrt an der Etablierung immunkompetenter Modelle gearbeitet werden. Dabei scheint es wichtig nicht nur die Replikationseffizienz der Viren, sondern vielmehr die Form der Tumorlyse in den Forschungsvordergrund zu stellen [183,184]. Sicherlich werden hierbei auch immunaktivierende Transgene wie z.B. der „FMS-like Tyrosine Kinase 3 Ligand" zum Einsatz kommen [185,186].

Neben der Induktion der tumorspezifischen Immunantwort spielt aber auch die Inhibition der virusspezifischen Immunantwort für die Effektivität der Virotherapie eine entscheidende Rolle [187]. So konnte durch den Abbau peripherer Makrophagen ($CD163^+$) und Mikroglia aus dem Gehirn ($CD68^+$) der intratumorale Virustiter um das 10-fache gesteigert werden [188].
Einen ähnlichen Effekt erwartet man sich daher durch das Immunsuppressivum CPA, welches den virusvermittelten Anstieg von $CD68^+$- und $CD163^+$-Zellen sowie intratumorales INF-γ inhibiert [189]. Zusätzlich führt verminderte Genexpression antiviraler Zytokin-mRNAs zu verstärkter Onkolyse [190] und auch die Bildung neutralisierender Antikörper wird durch CPA minimiert [83]. Für den in dieser Arbeit durchgeführten Tierversuch ist entscheidend, dass besagte Inhibierung sowohl in immunkompetenten als auch athymischen Modellen zu beobachten ist [83,190]. Dies ist auf die Tatsache zurückzuführen, dass Nacktmäuse neben der Bildung von Interferonen, Makrophagen, natürlichen Killerzellen und B-Zellen, auch immer noch in der Lage sind eine geringe Anzahl an T-Zellen zu produzieren [191,192].
Dementsprechend ist im ersten Tierversuch (Ad-Delo3-RGD + TMZ) auch neun bzw. zehn Tage nach der letzten Virus- bzw. TMZ-Applikation eine, wenn auch teilweise nur geringe, Lymphozyten-Infiltration in der TMZ-, Virus und signifikant vor allem in der

Diskussion

Kombinationsgruppe zu sehen (Daten nicht gezeigt). Inwieweit es sich hierbei allerdings um eine zytotoxische Reaktion nach TMZ-Behandlung, eine antivirale oder sogar antitumorale Immunantwort handelt, ist rein mikroskopisch aber nicht zu bestimmen.

Deshalb soll im folgenden Tierversuch die kombinatorische Wirkung von CPA als möglicher Suppressor der antiviralen Immunabwehr genauer untersucht werden. CPA wird sowohl als Immunsuppressivum als auch als Zytostatikum verwendet und muss zunächst für die *in vitro*-Versuche in Form seines aktiven Metaboliten 4-Hydroxy-CPA eingesetzt werden. Dort zeigt es zwar keine synergistische Wirkung in Kombination mit dem onkolytischen Virus, aber immerhin kann dadurch schon mal eine inhibierende Wirkung auf die Virotherapie ausgeschlossen werden (vgl. Abb. 27 und 28B). Die Auswirkung auf das Immunsystem kann dagegen nur in einem in vivo-Versuch analysiert werden, für welchen CPA in seiner inaktiven „Prodrug"-Form eingesetzt wird. Tatsächlich zeigen sowohl die Tiere aus der Chemo- als auch der Kombinationstherapiegruppe, wenn auch nur teilweise signifikante, verminderte Immunzellinfiltration (vgl. Abb. 34). In beiden mit CPA behandelten Gruppen konnten jeweils weniger CD8-, CD20- und CD68-positive Zellen detektiert werden. Dagegen war bei Vergleich der Virus- und der PBS-Gruppe zumindest zu diesem Zeitpunkt keine virusvermittelte Induktion der Immunantwort mehr festzustellen.

Unabhängig von der immunhistologischen Untersuchung wäre laut Literaturangaben [85,156,192] nach viermaliger Injektion von 2 mg CPA (entspricht 100 mg/kg bei einer 20 g schweren Maus) aber zumindest ein geringer Einfluss auf das Tumorwachstum zu erwarten gewesen. Die Konzentration richtet sich dabei nach der maximal tolerierten Dosis in Nacktmäusen von 100 mg/kg i.p. an den Tagen 1, 3 und 5 eines 21-Tages-Zyklus [156]. Für das gewählte Behandlungsschema dient die metronomische Studie bei der 3 x 3 mg CPA alle sechs Tage, jeweils zwei Tage vor Reovirusapplikation, verabreicht werden als Vorlage [85].

Mit der Gabe von je 2 mg CPA an den Tagen 1, 7, 16 und 22 wäre daher durchaus ein Einfluss auf die antivirale Immunantwort zu erwarten gewesen, so dass zwar nicht unbedingt CPA alleine aber zumindest die Kombination mit Virus einen inhibierenden Einfluss auf das Tumorwachstum hätte zeigen sollen.

Eventuell war aber auch die eingesetzte Viruskonzentration zu gering, die im Vergleich zum ersten Versuch auf etwa ein Drittel verringert wurde. Der Grund hierfür war zum einen die berichtete Möglichkeit der Virusdosisreduktion in Kombination mit CPA [193] und zum anderen die Verwendung des optimierten onkolytischen Virus Ad-Delo2-YB-1-F35.

Das Einfügen des therapeutischen Transgens YB-1 hat hierbei *in vitro* zumindest nach 24 h zu einer Verdopplung der Replikationsrate geführt (vgl. Abb. 17). Das vermehrte Bereitstellen des für die Replikation essentiellen Faktors YB-1 hätte daher gerade *in vivo*, wo schon Stunden nach Infektion die angeborene Immunantwort induziert wird [81], für die entscheidende Verstärkung des onkolytischen Virus sorgen können. Ob die Deletion von gp19K in der E3-Region aber wirklich eine geeignete Stelle für das Transgens ist, ist umstritten. Bezüglich der Notwendigkeit von gp19k für die Inhibition der antiviralen Immunantwort gibt es nämlich widersprüchliche Auffassungen, wobei auch eine Abhängigkeit vom verwendeten Mausstamm nicht ausgeschlossen werden kann [67,194]. Eventuell eignet sich sogar die L3-Region besser für das Einfügen therapeutischer Transgene, da hier eine höhere Expression mit verbesserter Tumorspezifität zu beobachten ist [195].

Neben dem Einfügen von YB-1 als Transgen wurde für den zweiten Tierversuch zusätzlich ein anderer Fiber-Serotyp gewählt. Der Austausch des Ad5-Fibers gegen den des Serotyps 35 hat *in vitro* eine Steigerung der Infektivität um das 6-fache in U87-Zellen gezeigt (vgl. Abb. 11), so dass auch *in vivo* ein Vorteil von Ad-Delo2-YB-1-35 gegenüber Ad-Delo3-RGD wahrscheinlich gewesen wäre. Da diese Vermutung leider nicht bestätigt werden konnte, ist für eventuelle weitere Versuche unbedingt zunächst eine Dosisfindungsstudie durchzuführen, vor allem in Hinblick darauf, dass mittlerweile von einer Ineffizienz von Ad35 *in vivo* berichtet wurde. Demnach zeigt Ad35 zwar in Zellkulturstudien starke Zytotoxizität, im Tiermodell scheinen aber das Ad6- und das Ad11-Virus entscheidende Vorteile zu haben [196].

Interessanterweise zeigen diese Serotypen auch keine Hepatotoxizität, von der in Ad5-injizierten Mäusen oft berichtet wird. Vor allem für den systemischen Einsatz ist die Tatsache limitierend, dass die Viren, die nicht schon mit den Blutzellen interagieren, primär von der Leber aufgenommen werden [197-199]. Eine Möglichkeit das therapeutische Fenster für diese Behandlung zu vergrößern, wäre daher eine Reduktion der Kupffer-Zellen (Lebermakrophagen) in Kombination mit einer Antikoagulationstherapie, um die blutfaktorabhängige Bindung des Virus an Hepatozyten zu reduzieren [198]. Außerdem wurden bereits onkolytische Adenoviren mit Komplementsequenzen zu leberspezifischen microRNAs entwickelt, so dass durch RNA-Interferenz keine Replikation in Leberzellen mehr möglich ist und damit die Lebertoxizität nach systemischer Applikation minimiert wird [200,201].

Als Letztes soll noch erwähnt werden, dass für den suboptimalen Verlauf des zweiten Tierversuchs nicht unbedingt die Therapie an sich, sondern auch die allgemeine Mikroumgebung limitierend gewesen sein kann [202]. Interessanterweise war nämlich trotz gleicher Versuchsbedingungen (Zellzahl, Applikationsart, Dauer bis Versuchsstart) im zweiten Versuch zunächst ein verhältnismäßig langsames Tumorwachstum zu beobachten, welches sich erst knapp zwei Wochen nach Therapiebeginn langsam verstärkt hat, wobei eine extreme Heterogenität der Tumorgrößen auch in der PBS-Gruppe feststellbar war (vgl. Abb. 33). Im Gegensatz dazu war bei dem ersten Versuch ein sehr aggressives, gleichmäßiges Tumorwachstum in der Kontroll-Gruppe zu beobachten, so dass hier schon gut zwei Wochen nach Therapiebeginn eine kritische mittlere Tumorgröße von 3500 mm^3 zu verzeichnen war (vgl. Abb. 29).

Allgemein ist zu beachten, dass Faktoren wie extrazelluläre Matrix, Stromazellen oder die dreidimensionale Tumorarchitektur im Gliommodell eine entscheidende Rolle für die *in vivo*-Effizienz adenovirusbasierter Therapieansätze spielen. Eine effiziente Modifikation eines adeonviralen Vektors *in vitro* muss also nicht zwangsläufig eine bessere Behandlungsmethode für den Einsatz am Tier oder sogar am Menschen bedeuten [203].

Deshalb sollten in Zukunft die onkolytischen Vektoren und ihre Applikationsmethoden vor allem unter Berücksichtigung der Mikroumgebung des Tumors optimiert werden, um einen effizienten klinischen Einsatz zu ermöglichen. Hier kommt z.B. die Bewaffnung der Viren mit MMP-Inhibitoren in Frage, um die extrazelluläre Matrix proteolytisch abzubauen und so sowohl das Tumorwachstum als auch die Angiogenese zu inhibieren [204,205]. Zudem ist die Kombination mit magnetischen Nanopartikeln eine Möglichkeit die *in vivo*-Verabreichung des onkolytischen Virus durch Anlegen eines Magnetfeldes zu verbessern [206].

Abschließend lässt sich sagen, dass onkolytische Adenoviren auch im Gliommodell schon gute Toleranz gezeigt haben, so dass ein sicherer Einsatz im Menschen gewährleistet ist [207,208]. Zudem wurde kürzlich berichtet, dass YB-1 sich als Prognosefaktor für die Wahl spezifischer Behandlungsmethoden eignet [209]. Zusammen mit den viel versprechenden Ergebnissen der YB-1-basierten Virotherapie, vor allem in Kombination mit TMZ, und auf Grund der multimodalen Wirkungsweise, einschließlich Apoptoseinduktion und Antiangiogenese, liefert das die Grundlage für einen YB-1-stratifizierten, klinischen Einsatz dieser Therapiemethode an Gliompatienten.

5 Zusammenfassung

Das humane Y-Box-bindende Protein 1 (YB-1) liegt in vielen Tumorarten, wie auch im Glioblastom, überexprimiert vor und ist daher ein viel versprechender Angriffspunkt für die Entwicklung neuer Krebstherapien. Zudem ist bekannt, dass der zelluläre Transkriptions- und Translationsfaktor YB-1 eine wichtige Rolle im Lebenszyklus des Adenovirus spielt, indem es den YB-1-abhängigen E2-late-Promotor und damit die virale Replikation induziert. Im Rahmen dieser Arbeit sollen deshalb rekombinante, YB-1-abhängige onkolytische Adenoviren untersucht werden, die sich auf Grund des Fehlens der transaktivierenden Domäne CR3 im E1A-Protein nur in YB-1-kernpositiven, resistenten Krebszellen vermehren können.

Die verschiedenen viralen Konstrukte unterscheiden sich hierbei zusätzlich in der E1B19K- und der E3-Region, welche an der effizienten Virusverbreitung beteiligt sind. Außerdem werden für verbesserte Infektivität zwei Fibermodifikationen – ein zusätzliches RGD-Motiv sowie der Austausch des Serotyp 5 gegen den Serotyp 35-Fiber – untersucht. Ob das Einfügen eines therapeutischen Transgens in die E3-Region in Form von exogenem YB-1 einen zusätzlich verstärkenden Einfluss auf die YB-1-vermittelte, virale Replikation hat, wird ebenfalls zunächst *in vitro* analysiert. Mittels diverser Expressionsanalysen, Zytotoxizitätstests in verschiedenen Gliomzelllinien sowie Untersuchungen zum antiangiogenetischen Verhalten auch unter Hypoxie werden das klinisch relevante Ad-Delo3-RGD-Virus sowie das optimierte Ad-Delo2-YB-1-F35-Virus für den Einsatz in einem U87-Xenograft-Modell ausgewählt. Hierbei zeigen Nacktmäuse, die mit dem YB-1-abhängigen onkolytischen Virus behandelt werden, signifikant kleinere Tumoren als die unbehandelte Kontrollgruppe. Zusätzlich führt Kombination mit dem Standardchemotherapeutikum Temozolomide (TMZ) zu einer Tumorregression in allen Tieren, wobei in 33 % der Tiere weder mittels Biolumineszenzimaging noch durch histologische Untersuchung noch lebende Krebszellen nachgewiesen werden können. Die Kombination mit dem Immunsuppressivum Cyclophosphamid zeigt in dem hier durchgeführten Versuchsschema dagegen keine kombinatorische Wirkung, so dass weitere Forschung im Bereich der immunmodulatorischen Ansätze nötig ist. Die Tatsache, dass histologische Evaluierung neben Apoptoseinduktion auch reduzierte Tumorgefäßbildung zeigt, deutet darauf hin, dass die YB-1-abhängigen onkolytischen Viren antiangiogenetische Eigenschaften zusätzlich zu ihrer onkolytischen Potenz *in vivo* besitzen. Daher demonstrieren die Ergebnisse, dass die YB-1-abhängige Virotherapie vor allem in Kombination mit TMZ als multimodale Therapie geeignet ist für weitere Untersuchungen in YB-1-basierten klinischen Studien.

6 Abstract

The human Y-box binding protein 1 (YB-1) is over expressed in many solid tumors, including glioblastoma, and is therefore a promising target for cancer therapy. It is known that the cellular transcription and translation factor YB-1 plays an important role in the adenoviral life cycle by addressing the YB-1 dependent E2-late-promotor and inducing viral replication. The aim of this work is to analyze recombinant, YB-1 dependent oncolytic adenoviruses, in which the transactivation domain CR3 of the E1A protein is ablated to enable viral replication only in YB-1 nuclear positive, resistant cancer cells.

The different viral constructs vary in the E1B19K- and E3-region, which are involved in efficient viral spread. Further analyzed is the effect on infectivity by insertion of an additional RGD-motif into the fiber region or the exchange of the serotype 5 against the serotype 35 fiber. If the introduction of a therapeutic transgene in form of exogenous YB-1 has further boosting effects on YB-1 dependent viral replication has also first to be explored *in vitro*. Diverse expression analyses, cytotoxic tests in different glioma cell lines, and examination of anti-angiogenic properties even under hypoxic conditions were done. After that the clinical relevant Ad-Delo3-RGD virus and the optimized Ad-Delo2-YB-1-F35 virus were tested in an U87 xenograft model. Here animals treated with the YB-1 dependent adenoviruses showed significantly smaller tumors than the untreated controls. Furthermore, combination with temozolomide (TMZ), the standard chemotherapeutic treatment option for glioblastoma, led to tumor regression in all treated animals with complete tumor regression in 33 % of analyzed mice, which was verified by bioluminescence imaging and histological studies. In contrast combination treatment with the immune suppressive agent cyclophospahmide did not show any further improvements, at least not in this setting. Hence, more research needs to be done for the field of immune modulatory approaches. In addition, histopathological evaluation revealed next to enhanced apoptosis a reduction in tumor vessel formation, indicating that the YB-1 dependent oncolytic adenoviruses have an anti-angiogenic effect in addition to their oncolytic capacity *in vivo*. Thus, the results demonstrate that YB-1 dependent virotherapy especially in combination with TMZ is a multimodal therapy, which might be useful in a YB-1 based clinical setting.

7 Literaturverzeichnis

1. Kohno K, Izumi H, Uchiumi T, Ashizuka M, Kuwano M. The pleiotropic functions of the Y-box-binding protein, YB-1. *BioEssays* 2003; **25(7)**:691-8.
2. Wu J, Stratford AL, Astanehe A, Dunn SE. YB-1 is a Transcription/Translation Factor that Orchestrates the Oncogenome by Hardwiring Signal Transduction to Gene Expression. *Transl Oncogenomics* 2007; **2**:49-65.
3. Lasham A, Moloney S, Hale T, Homer C, Zhang YF, Murison JG, *et al.* The Y-box-binding Protein, YB1, Is a Potential Negative Regulator of the p53 Tumor Suppressor. *Cancer Res* 2003; **278(37)**:35516-23.
4. Chatterjee M, Rancso C, Stuhmer T, Eckstein N, Andrulis M, Gerecke C, *et al.* The Y-box binding protein YB-1 is associated with progressive disease and mediates survival and drug resistance in multiple myeloma. *Blood* 2008; **111(7)**:3714-22.
5. Wu J, Lee C, Yokom D, Jiang H, Cheang MCU, Yorida E, *et al.* Disruption of the Y-Box Binding Protein-1 Results in Suppression of the Epidermal Growth Factor Receptor and HER-2. *Cancer Res* 2006; **66(9)**:4872-9.
6. Kamura T, Yahata H, Amada S, Ogawa S, Sonoda T, Kobayashi H, *et al.* Is nuclear expression of Y box-binding protein-1 a new prognostic factor in ovarian serous adenocarcinoma? *Cancer* 1999; **85(11)**:2450-4.
7. Oda Y, Ohishi Y, Saito T, Hinoshita E, Uchiumi T, Kinukawa N, *et al.* Nuclear expression of Y-box-binding protein-1 correlates with P-glycoprotein and topoisomerase II alpha expression, and with poor prognosis in synovial sarcoma. *J Pathol* 2003; **199(2)**:251-8.
8. Bargou RC, Jürchott K, Wagener C, Bergmann S, Metzner S, Bommert K, *et al.* Nuclear localization and increased levels of transcription factor YB-1 in primary human breast cancers are associated with intrinsic MDR1 gene expression. *Nat Med* 1997; **3(4)**:447-50.
9. Kashihara M, Azuma K, Kawahara A, Basaki Y, Hattori S, Yanagawa T, *et al.* Nuclear Y-box binding protein-1, a predictive marker of prognosis, is correlated with expression of HER2/ErbB2 and HER3/ErbB3 in non-small cell lung cancer. *J Thorac Oncol* 2009; **4(9)**:1066-74.
10. Giménez-Bonafé P, Fedoruk MN, Whitmore TG, Akbari M, Ralph JL, Ettinger S, *et al.* YB-1 is upregulated during prostate cancer tumor progression and increases P-glycoprotein activity. *Prostate* 2004; **59(3)**:337-49.
11. Higashi K, Inagaki Y, Suzuki N, Mitsui S, Mauviel A, Kaneko H, *et al.* Y-box-binding Protein YB-1 Mediates Transcriptional Repression of Human alpha 2(I) Collagen Gene Expression by Interferon-gamma. *J Biol Chem* 2003; **278(7)**:5156-62.
12. Higashi K, Inagaki Y, Fujimori K, Nakao A, Kaneko H, Nakatsuka I. Interferon-gamma Interferes with Transforming Growth Factor-beta Signaling through Direct Interaction of YB-1 with Smad3. *J Biol Chem* 2003; **278(44)**:43470-9.
13. Sutherland BW, Kucab J, Wu J, Lee C, Cheang MCU, Yorida E, *et al.* Akt phosphorylates the Y-box binding protein 1 at Ser102 located in the cold shock domain and affects the anchorage-independent growth of breast cancer cells. *Oncogene* 2005; **24(26)**:4281-92.
14. Basaki Y, Hosoi F, Oda Y, Fotovati A, Maruyama Y, Oie S, *et al.* Akt-dependent nuclear localization of Y-box-binding protein 1 in acquisition of malignant characteristics by human ovarian cancer cells. *Oncogene* 2006; **26(19)**:2736-46.

15. Coles LS, Lambrusco L, Burrows J, Hunter J, Diamond P, Bert AG, et al. Phosphorylation of cold shock domain/Y-box proteins by ERK2 and GSK3[beta] and repression of the human VEGF promoter. *FEBS Lett* 2005; **579(24)**:5372-8.
16. Stratford A, Fry C, Desilets C, Davies A, Cho Y, Li Y, et al. Y-box binding protein-1 serine 102 is a downstream target of p90 ribosomal S6 kinase in basal-like breast cancer cells. *Breast Cancer Res* 2008; **10(6)**:R99.
17. Uramoto H, Izumi H, Ise T, Tada M, Uchiumi T, Kuwano M, et al. p73 Interacts with c-Myc to Regulate Y-box-binding Protein-1 Expression. *J Biol Chem* 2002; **277(35)**:31694-702.
18. Shiota M, Izumi H, Onitsuka T, Miyamoto N, Kashiwagi E, Kidani A, et al. Twist promotes tumor cell growth through YB-1 expression. *Cancer Res* 2008; **68(1)**:98-105.
19. Yang J, Mani SA, Donaher JL, Ramaswamy S, Itzykson RA, Come C, et al. Twist, a master regulator of morphogenesis, plays an essential role in tumor metastasis. *Cell* 2004; **117(7)**:927-39.
20. Evdokimova V, Tognon C, Ng T, Ruzanov P, Melnyk N, Fink D, et al. Translational activation of snail1 and other developmentally regulated transcription factors by YB-1 promotes an epithelial-mesenchymal transition. *Cancer Cell* 2009; **15(5)**:402-15.
21. Evdokimova V, Ruzanov P, Anglesio MS, Sorokin AV, Ovchinnikov LP, Buckley J, et al. Akt-Mediated YB-1 Phosphorylation Activates Translation of Silent mRNA Species. *Mol Cell Biol* 2006; **26(1)**:277-92.
22. Evdokimova V, Ovchinnikov LP, Sorensen PH. Y-box binding protein 1: providing a new angle on translational regulation. *Cell Cycle* 2006; **5(11)**:1143-7.
23. Jürchott K, Bergmann S, Stein U, Walther W, Janz M, Manni I, et al. YB-1 as a Cell Cycle-regulated Transcription Factor Facilitating Cyclin A and Cyclin B1 Gene Expression. *J Biol Chem* 2003; **278(30)**:27988-96.
24. En-Nia A, Yilmaz E, Klinge U, Lovett DH, Stefanidis I, Mertens PR. Transcription Factor YB-1 Mediates DNA Polymerase alpha Gene Expression. *J Biol Chem* 2005; **280(9)**:7702-11.
25. Gaudreault I, Guay D, Lebel M. YB-1 promotes strand separation in vitro of duplex DNA containing either mispaired bases or cisplatin modifications, exhibits endonucleolytic activities and binds several DNA repair proteins. *Nucl Acids Res* 2004; **32(1)**:316-27.
26. Mertens PR, Harendza S, Pollock AS, Lovett DH. Glomerular Mesangial Cell-specific Transactivation of Matrix Metalloproteinase 2 Transcription Is Mediated by YB-1. *J Biol Chem* 1997; **272(36)**:22905-12.
27. Lasham A, Lindridge E, Rudert F, Onrust R, Watson J. Regulation of the human fas promoter by YB-1, Pur[alpha] and AP-1 transcription factors. *Gene* 2000; **252(1-2)**:1-13.
28. Norman JT, Lindahl GE, Shakib K, En-Nia A, Yilmaz E, Mertens PR. The Y-box Binding Protein YB-1 Suppresses Collagen alpha 1(I) Gene Transcription via an Evolutionarily Conserved Regulatory Element in the Proximal Promoter. *J Biol Chem* 2001; **276(32)**:29880-90.
29. Samuel S, Twizere J, Bernstein LR. YB-1 represses AP1-dependent gene transactivation and interacts with an AP-1 DNA sequence. *Biochem J* 2005; **388(3)**:921-8.

30. Samuel S, Beifuss KK, Bernstein LR. YB-1 binds to the MMP-13 promoter sequence and represses MMP-13 transactivation via the AP-1 site. *Biochim Biophys Acta* 2007; **1769(9-10)**:525-31.

31. Okamoto T, Izumi H, Imamura T, Takano H, Ise T, Uchiumi T, *et al.* Direct interaction of p53 with the Y-box binding protein, YB-1: a mechanism for regulation of human gene expression. *Oncogene* 2000; **19(54)**:6194-202.

32. Mertens PR, Alfonso-Jaume MA, Steinmann K, Lovett DH. A Synergistic Interaction of Transcription Factors AP2 and YB-1 Regulates Gelatinase A Enhancer-dependent Transcription. *J Biol Chem* 1998; **273(49)**:32957-65.

33. Takahashi M, Shimajiri S, Izumi H, Hirano G, Kashiwagi E, Yasuniwa Y, *et al.* Y-box binding protein-1 is a novel molecular target for tumor vessels. *Cancer Sci* 2010; **101(6)**:1367-73.

34. Stein U, Kage M, Walther W, Bergmann S, Schlag PM, Royer H. Hyperthermia-induced Nuclear Translocation of Transcription Factor YB-1 Leads to Enhanced Expression of Multidrug Resistance-related ABC Transporters. *J Biol Chem* 2001; **276(30)**:28562-9.

35. Cohen SB, Ma W, Valova VA, Algie M, Harfoot R, Woolley AG, *et al.* Genotoxic stress-induced nuclear localization of oncoprotein YB-1 in the absence of proteolytic processing. *Oncogene* 2009; **29(3)**:403-10.

36. Ohga T, Uchiumi T, Makino Y, Koike K, Wada M, Kuwano M, *et al.* Direct Involvement of the Y-box Binding Protein YB-1 in Genotoxic Stress-induced Activation of the Human Multidrug Resistance 1 Gene. *J Biol Chem* 1998; **273(11)**:5997-6000.

37. Holm PS, Bergmann S, Jürchott K, Lage H, Brand K, Ladhoff A, *et al.* YB-1 Relocates to the Nucleus in Adenovirus-infected Cells and Facilitates Viral Replication by Inducing E2 Gene Expression through the E2 Late Promoter. *J Biol Chem* 2002; **277(12)**:10427-34.

38. Mantwill K, Köhler-Vargas N, Bernshausen A, Bieler A, Lage H, Kaszubiak A, *et al.* Inhibition of the Multidrug-Resistant Phenotype by Targeting YB-1 with a Conditionally Oncolytic Adenovirus: Implications for Combinatorial Treatment Regimen with Chemotherapeutic Agents. *Cancer Res* 2006; **66(14)**:7195-202.

39. Lin E und Nemunaitis J. Oncolytic viral therapies. *Cancer Gene Ther* 2004; **11(10)**:643-64.

40. Reichard KW, Lorence RM, Cascino CJ, Peeples ME, Walter RJ, Fernando MB, *et al.* Newcastle disease virus selectively kills human tumor cells. *J Surg Res* 1992; **52(5)**:448-53.

41. Coffey, MC, Strong JE, Forsyth PA, Lee PW. Reovirus therapy of tumors with activated Ras pathway. *Science* 1998; **282(5392)**:1332-4.

42. Gomella LG, Mastrangelo MJ, McCue PA, Maguire HC, Mulholland SG, Lattime EC. Phase I study of intravesical vaccinia virus as a vector for gene therapy of bladder cancer. *J Urol* 2001; **166(4)**:1291-5.

43. Mineta T, Rabkin SD, Yazaki T, Hunter WD, Martuza RL. Attenuated multi-mutated herpes simplex virus-1 for the treatment of malignant gliomas. *Nat Biotech* 1995; **1(9)**:938-43.

44. Rowan K. Oncolytic Viruses Move Forward in Clinical Trials. *J Natl Cancer Inst* 2010; **102(9)**:590-5.

45. Jiang H, Gomez-Manzano C, Lang FF, Alemany R, Fueyo J. Oncolytic adenovirus: preclinical and clinical studies in patients with human malignant gliomas. *Curr Gene Ther* 2009; **9(5)**:422-7.

Literaturverzeichnis

46. Sonabend AM, Ulasov, IV, Lesniak MS. Conditionally replicative adenoviral vectors for malignant glioma. *Rev Med Virol* 2006; **16(2)**:99-115.

47. Kim E, Kim J, Shin H, Lee H, Yang JM, Kim J, *et al*. Ad-mTERT-delta19, a Conditional Replication-Competent Adenovirus Driven by the Human Telomerase Promoter, Selectively Replicates in and Elicits Cytopathic Effect in a Cancer Cell-Specific Manner. *Hum Gene Ther* 2003; **14(15)**:1415-28.

48. DeWeese TL, van der Poel H, Li S, Mikhak B, Drew R, Goemann M, *et al*. A Phase I Trial of CV706, a Replication-competent, PSA Selective Oncolytic Adenovirus, for the Treatment of Locally Recurrent Prostate Cancer following Radiation Therapy. *Cancer Res* 2001; **61(20)**:7464-72.

49. Fueyo J, Gomez-Manzano C, Alemany R, Lee PS, McDonnell TJ, Mitlianga P, *et al*. A mutant oncolytic adenovirus targeting the Rb pathway produces anti-glioma effect in vivo. *Oncogene* 2000; **19(1)**:2-12.

50. Hrstka R, Coates PJ, Vojtesek B. Polymorphisms in p53 and the p53 pathway: roles in cancer susceptibility and response to treatment. *J Cell Mol Med* 2009; **13(3)**:440-53.

51. Gurlevik E, Woller N, Schache P, Malek NP, Wirth TC, Zender L, *et al*. p53-dependent antiviral RNA-interference facilitates tumor-selective viral replication. *Mol Ther* 2009; **37(12)**:e84.

52. Bischoff JR, Kirn DH, Williams A, Heise C, Horn S, Muna M, *et al*. An adenovirus mutant that replicates selectively in p53-deficient human tumor cells. *Science* 1996; **274(5286)**:373-6.

53. Rothmann T, Hengstermann A, Whitaker NJ, Scheffner M, Zur Hausen H. Replication of ONYX-015, a Potential Anticancer Adenovirus, Is Independent of p53 Status in Tumor Cells. *J Virol* 1998; **72(12)**:9470-8.

54. Garber K. China Approves World's First Oncolytic Virus Therapy For Cancer Treatment. *J Virol* 2006; **98(5)**:298-300.

55. Haley KP, Overhauser J, Babiss LE, Ginsberg HS, Jones NC. Transformation properties of type 5 adenovirus mutants that differentially express the E1A gene products. *Proc Natl Acad Sci USA* 1984; **81(18)**:5734-8.

56. Flint J und Shenk T. Adenovirus E1A Protein Paradigm Viral Transactivator. *Annu Rev of Genet* 1989; **23(1)**:141-61.

57. Holm PS, Lage H, Bergmann S, Jürchott K, Glockzin G, Bernshausen A, *et al*. Multidrug-resistant Cancer Cells Facilitate E1-independent Adenoviral Replication. *Cancer Res* 2004; **64(1)**:322-8.

58. Guilfoyle RA, Osheroff WP, Rossini M. Two functions encoded by adenovirus early region 1A are responsible for the activation and repression of the DNA-binding protein gene. *EMBO J* 1985; **4(3)**:707-13.

59. Kovesdi I, Reichel R, Nevins, JR. Role of an adenovirus E2 promoter binding factor in E1A-mediated coordinate gene control. *Proc Natl Acad Sci USA* 1987; **84(8)**:2180-4.

60. Bieler A, Mantwill K, Dravits T, Bernshausen A, Glockzin G, Köhler-Vargas N, *et al*. Novel Three-Pronged Strategy to Enhance Cancer Cell Killing in Glioblastoma Cell Lines: Histone Deacetylase Inhibitor, Chemotherapy, and Oncolytic Adenovirus dl520. *Hum Gene Ther* 2006; **17(1)**:55-70.

61. Bieler A, Mantwill K, Holzmüller R, Jürchott K, Kaszubiak A, Stärk S, *et al*. Impact of radiation therapy on the oncolytic adenovirus dl520: implications on the treatment of glioblastoma. *Radiother Oncol* 2008; **86(3)**:419-27.

62. Rognoni E, Widmaier M, Haczek C, Mantwill K, Holzmüller R, Gansbacher B, et al. Adenovirus-based virotherapy enabled by cellular YB-1 expression in vitro and in vivo. *Cancer Gene Ther* 2009; **16(10)**:753-63.
63. Sauthoff H, Heitner S, Rom WN, Hay JG. Deletion of the Adenoviral E1b-19kD Gene Enhances Tumor Cell Killing of a Replicating Adenoviral Vector. *Gene Ther* 2000; **11(3)**:379-88.
64. Liu T, Hallden G, Wang Y, Brooks G, Francis J, Lemoine N, et al. An E1B-19 kDa Gene Deletion Mutant Adenovirus Demonstrates Tumor Necrosis Factor-Enhanced Cancer Selectivity and Enhanced Oncolytic Potency. *Mol Ther* 2004; **9(6)**:786-803.
65. Tollefson AE, Scaria A, Hermiston TW, Ryerse JS, Wold LJ, Wold WS. The adenovirus death protein (E3-11.6K) is required at very late stages of infection for efficient cell lysis and release of adenovirus from infected cells. *J Virol* 1996; **70(4)**:2296-306.
66. Ilan Y, Droguett G, Chowdhury NR, Li Y, Sengupta K, Thummala NR, et al. Insertion of the adenoviral E3 region into a recombinant viral vector prevents antiviral humoral and cellular immune responses and permits long-term gene expression. *Proc Natl Acad Sci U S A* 1997; **94(6)**:2587-92.
67. Wang Y, Hallden G, Hill R, Anand A, Liu T, Francis J, et al. E3 gene manipulations affect oncolytic adenovirus activity in immunocompetent tumor models. *Nat Biotech* 2003; **21(11)**:1328-35.
68. Krajcsi P, Dimitrov T, Hermiston TW, Tollefson AE, Ranheim TS, Vande Pol SB, et al. The adenovirus E3-14.7K protein and the E3-10.4K/14.5K complex of proteins, which independently inhibit tumor necrosis factor (TNF)- induced apoptosis, also independently inhibit TNF-induced release of arachidonic acid. *J Virol* 1996; **70(8)**:4904-13.
69. Bortolanza S, Bunuales M, Otano I, Gonzalez-Aseguinolaza G, Ortiz-de-Solorzano C, Perez D, et al. Treatment of Pancreatic Cancer With an Oncolytic Adenovirus Expressing Interleukin-12 in Syrian Hamsters. *Mol Ther* 2009; **17(4)**:614-22.
70. Luo J, Xia Q, Zhang R, Lv C, Zhang W, Wang Y, et al. Treatment of Cancer with a Novel Dual-Targeted Conditionally Replicative Adenovirus Armed with mda-7/IL-24 Gene. *Clin Cancer Res* 2008; **14(8)**:2450-7.
71. Bergelson JM, Cunningham JA, Droguett G, Kurt-Jones EA, Krithivas A, Hong JS, et al. Isolation of a common receptor for Coxsackie B viruses and adenoviruses 2 and 5. *Science* 1997; **275(5304)**:1320-3.
72. Bergelson JM. Receptors mediating adenovirus attachment and internalization. *Biochem Pharmacol* 1999; **57(9)**:975-9.
73. Pasqualini R, Koivunen E, Ruoslahti E. Alpha v Integrins as receptors for tumor targeting by circulating ligands. *Nat Biotech* 1997; **15(6)**:542-6.
74. Walters RW, Grunst T, Bergelson JM, Finberg RW, Welsh MJ, Zabner J. Basolateral Localization of Fiber Receptors Limits Adenovirus Infection from the Apical Surface of Airway Epithelia. *J Biol Chem* 1999; **274(15)**:10219-26.
75. Miller CR, Buchsbaum DJ, Reynolds PN, Douglas JT, Gillespie GY, Mayo MS, et al. Differential Susceptibility of Primary and Established Human Glioma Cells to Adenovirus Infection: Targeting via the Epidermal Growth Factor Receptor Achieves Fiber Receptor-independent Gene Transfer. *Cancer Res* 1998; **58(24)**:5738-48.

76. Ulasov IV, Tyler MA, Zheng S, Han Y, Lesniak MS. CD46 Represents a Target for Adenoviral Gene Therapy of Malignant Glioma. *Hum Gene Ther* 2006; **17(5)**:556-64.
77. Dmitriev I, Krasnykh V, Miller CR, Wang M, Kashentseva E, Mikheeva G, et al. An Adenovirus Vector with Genetically Modified Fibers Demonstrates Expanded Tropism via Utilization of a Coxsackievirus and Adenovirus Receptor-Independent Cell Entry Mechanism. *J Virol* 1998; **72(12)**:9706-13.
78. Wang H, Liaw Y, Stone D, Kalyuzhniy O, Amiraslanov I, Tuve S, et al. Identification of CD46 Binding Sites within the Adenovirus Serotype 35 Fiber Knob. *J Virol* 2007; **81(23)**:12785–92.
79. Hoffmann D, Meyer B, Wildner O. Improved glioblastoma treatment with Ad5/35 fiber chimeric conditionally replicating adenoviruses. *J Gene Med* 2007; **9(9)**:764–78.
80. Kremer EJ, Boutin S, Chillon M, Danos O. Canine Adenovirus Vectors: an Alternative for Adenovirus-Mediated Gene Transfer. *J Virol* 2000; **74(1)**:505–12.
81. Worgall S, Wolff G, Falck-Pedersen E, Crystal RG. Innate Immune Mechanisms Dominate Elimination of Adenoviral Vectors Following In Vivo Administration. *Hum Gene Ther* 1997; **8(1)**:37-44.
82. Chen Y, Yu D, Charlton D, Henderson DR. Pre-Existent Adenovirus Antibody Inhibits Systemic Toxicity and Antitumor Activity of CN706 in the Nude Mouse LNCaP Xenograft Model: Implications and Proposals for Human Therapy. *Hum Gene Ther* 2000; **11(11)**:1553-67.
83. Ikeda K, Ichikawa T, Wakimoto H, Silver JS, Deisboeck TS, Finkelstein D, et al. Oncolytic virus therapy of multiple tumors in the brain requires suppression of innate and elicited antiviral responses. *Nat Med* 1999; **5(8)**:881-7.
84. Thomas MA, Spencer JF, Toth K, Sagartz JE, Phillips NJ, Wold WSM. Immunosuppression Enhances Oncolytic Adenovirus Replication and Antitumor Efficacy in the Syrian Hamster Model. *Mol Ther* 2008; **16(10)**:1665-73.
85. Qiao J, Wang H, Kottke T, White C, Twigger K, Diaz RM, et al. Cyclophosphamide Facilitates Antitumor Efficacy against Subcutaneous Tumors following Intravenous Delivery of Reovirus. *Clin Cancer Res* 2008; **14(1)**:259-69.
86. Kottke T, Thompson J, Diaz RM, Pulido J, Willmon C, Coffey M, et al. Improved Systemic Delivery of Oncolytic Reovirus to Established Tumors Using Preconditioning with Cyclophosphamide-Mediated Treg Modulation and Interleukin-2. *Clin Cancer Res* 2009; **15(2)**:561-9.
87. Lutsiak MEC, Semnani RT, Pascalis R de, Kashmiri SVS, Schlom J, Sabzevari H. Inhibition of CD4+25+ T regulatory cell function implicated in enhanced immune response by low-dose cyclophosphamide. *Blood* 2005; **105(7)**:2862-8.
88. Desjardins A, Rich JN, Quinn JA, Vredenburgh J, Gururangan S, Sathornsumetee S, et al. Chemotherapy and novel therapeutic approaches in malignant glioma. *Front Biosci* 2005; **10**:2645-68.
89. Desjardins A, Reardon DA, Vredenburgh JJ. Current available therapies and future directions in the treatment of malignant gliomas. *Biologics* 2009; **3**:15-25.
90. Dey M, Ulasov IV, Lesniak MS. Virotherapy against malignant glioma stem cells. *Cancer Lett* 2010; **289(1)**:1-10.
91. Tran B und Rosenthal MA. Survival comparison between glioblastoma multiforme and other incurable cancers. *J Clin Neurosci* 2010; **17(4)**:417-21.

92. Stupp R, Mason WP, van den Bent MJ, Weller M, Fisher B, Taphoorn MJB, et al. Radiotherapy plus Concomitant and Adjuvant Temozolomide for Glioblastoma. *N Engl J Med* 2005; **352(10)**:987-96.

93. Stupp R, Hegi ME, Mason WP, van den Bent MJ, Taphoorn MJB, Janzer RC, et al. Effects of radiotherapy with concomitant and adjuvant temozolomide versus radiotherapy alone on survival in glioblastoma in a randomised phase III study: 5-year analysis of the EORTC-NCIC trial. *Lancet Oncol* 2009; **10(5)**:459-66.

94. Walker MD, Green SB, Byar DP, Alexander E, Batzdorf U, Brooks WH, et al. Randomized comparisons of radiotherapy and nitrosoureas for the treatment of malignant glioma after surgery. *N Engl J Med* 1980; **303(23)**:1323-9.

95. Stewart LA. Chemotherapy in adult high-grade glioma: a systematic review and meta-analysis of individual patient data from 12 randomised trials. *Lancet* 2002; **359(9311)**:1011-8.

96. Lesniak MS, Langer R, Brem H. Drug delivery to tumors of the central nervous system. *Curr Neurol Neurosci Rep* 2001; **1(3)**:210-6.

97. Gerson SL. MGMT: its role in cancer aetiology and cancer therapeutics. *Nat Rev Cancer* 2004; **4(4)**:296-307.

98. Hegi ME, Liu L, Herman JG, Stupp R, Wick W, Weller M, et al. Correlation of O6-Methylguanine Methyltransferase (MGMT) Promoter Methylation With Clinical Outcomes in Glioblastoma and Clinical Strategies to Modulate MGMT Activity. *J Clin Oncol* 2008; **26(25)**:4189-99.

99. Dunn J, Baborie A, Alam F, Joyce K, Moxham M, Sibson R, et al. Extent of MGMT promoter methylation correlates with outcome in glioblastomas given temozolomide and radiotherapy. *Br J Cancer* 2009; **101(1)**:124-31.

100. Singh SK, Hawkins C, Clarke ID, Squire JA, Bayani J, Hide T, et al. Identification of human brain tumour initiating cells. *Nature* 2004; **432(7015)**:396-401.

101. Denysenko T, Gennero L, Roos, MA, Melcarne A, Juenemann C, et al. Glioblastoma cancer stem cells: heterogeneity, microenvironment and related therapeutic strategies. *Cell Biochem Funct* 2010; **28(5)**:343-51.

102. Immonen A, Vapalahti M, Tyynela K, Hurskainen H, Sandmair A, Vanninen R, et al. AdvHSV-tk Gene Therapy with Intravenous Ganciclovir Improves Survival in Human Malignant Glioma: A Randomised, Controlled Study. *Mol Ther* 2004; **10(5)**:967-72.

103. Okada H, Kohanbash G, Zhu X, Kastenhuber ER, Hoji A, Ueda R, et al. Immunotherapeutic approaches for glioma. *Crit Rev Immunol* 2009; **29(1)**:1-42.

104. Welch M und Lai R. Glioblastoma multiforme. *Curr Treat Options Neurol* 2009; **11(4)**:297-305.

105. Chamberlain M und Johnston S. Salvage therapy with single agent bevacizumab for recurrent glioblastoma. *J Neurooncol* 2010; **96(2)**:259-69.

106. Chamberlain MC und Tsao-Wei DD. Salvage chemotherapy with cyclophosphamide for recurrent, temozolomide-refractory glioblastoma multiforme. *Cancer* 2004; **100(6)**:1213-20.

107. Tate MC und Aghi MK. Biology of Angiogenesis and Invasion in Glioma. *Neurother* 2009; **6(3)**:447-57.

108. Argyriou AA, Giannopoulou E, Kalofonos HP. Angiogenesis and anti-angiogenic molecularly targeted therapies in malignant gliomas. *Oncology* 2009; **77(1)**:1-11.

109. Gomez-Manzano C, Holash J, Fueyo J, Xu J, Conrad CA, Aldape KD, et al. VEGF Trap induces antiglioma effect at different stages of disease. *Neuro Oncol* 2008; **10(6)**:940-5.

110. Lai A, Filka E, McGibbon B, Nghiemphu PL, Graham C, Yong WH, et al. Phase II Pilot Study of Bevacizumab in Combination with Temozolomide and Regional Radiation Therapy for Up-Front Treatment of Patients With Newly Diagnosed Glioblastoma Multiforme: Interim Analysis of Safety and Tolerability. *Int J Radiat Oncol Biol Phys* 2008; **71(5)**:1372-80.

111. Stupp R, Hegi ME, Neyns B, Goldbrunner R, Schlegel U, Clement PMJ, et al. Phase I/IIa Study of Cilengitide and Temozolomide With Concomitant Radiotherapy Followed by Cilengitide and Temozolomide Maintenance Therapy in Patients With Newly Diagnosed Glioblastoma. *J Clin Oncol* 2010; **28(16)**:2712-8.

112. Gao Y, Fotovati A, Lee C, Wang M, Cote G, Guns E, et al. Inhibition of Y-box binding protein-1 slows the growth of glioblastoma multiforme and sensitizes to temozolomide independent O6-methylguanine-DNA methyltransferase. *Mol Cancer Ther* 2009; **8(12)**:3276-84.

113. Del Valle L, Azizi SA, Krynska B, Enam S, Croul SE, Khalili K. Reactivation of human neurotropic JC virus expressing oncogenic protein in a recurrent glioblastoma multiforme. *Ann Neurol* 2000; **48(6)**:932-6.

114. Graham FL, Smiley J, Russell WC, Nairn R. Characteristics of a Human Cell Line Transformed by DNA from Human Adenovirus Type 5. *J Gen Virol* 1977; **36(1)**:59-72.

115. Lucey BP, Nelson-Rees WA, Hutchins GM. Henrietta Lacks, HeLa Cells, and Cell Culture Contamination. *Arch Pathol Lab Med* 2009; **133(9)**:1463-7.

116. Kaszubiak A. Adenoviraler Transfer von anti-MDR1 shRNAs. Implikationen für die Gentherapie multidrug-resistenter Tumoren. *Dissertation an der Humboldt-Universität zu Berlin* 2007.

117. Diserens AC, de Tribolet N, Martin-Achard A, Gaide AC. Characterization of an established human malignant glioma cell line: LN-18. *Acta Neuropathol* 1981; **53(1)**:21-8.

118. Hermisson M, Klumpp A, Wick W, Wischhusen J, Nagel G, Roos W, et al. O6-methylguanine DNA methyltransferase and p53 status predict temozolomide sensitivity in human malignant glioma cells. *J Neurochem* 2006; **96(3)**:766-76.

119. Ponten J und Macintyre EH. Long term culture of normal and neoplastic human glia. *Acta Pathol Microbiol Scand* 1968; **74(4)**:465-86.

120. Beier D, Hau P, Proescholdt M, Lohmeier A, Wischhusen J, Oefner PJ, et al. CD133+ and CD133- Glioblastoma-Derived Cancer Stem Cells Show Differential Growth Characteristics and Molecular Profiles. *Cancer Res* 2007; **67(9)**:4010-5.

121. Beier D, Röhrl S, Pillai DR, Schwarz S, Kunz-Schughart LA, Leukel P, et al. Temozolomide Preferentially Depletes Cancer Stem Cells in Glioblastoma. *Cancer Res* 2008; **68(14)**:5706-15.

122. Alemany R, Balague C, Curiel DT. Replicative adenoviruses for cancer therapy. *Nat Biotech* 2000; **18(7)**:723-7.

123. Volpers C und Kochanek S. Adenoviral vectors for gene transfer and therapy. *J Gene Med* 2004; **6(S1)**:S164-S171.

124. Bett AJ, Haddara W, Prevec L, Graham FL. An efficient and flexible system for construction of adenovirus vectors with insertions or deletions in early regions 1 and 3. *Proc Natl Acad Sci USA* 1994; **91(19)**:8802-6.

125. Nevins J. Mechanism of activation of early viral transcription by the adenovirus E1A gene product. *Cell* 1981; **26(2)**:213-20.

126. Glockzin G, Mantwill K, Jurchott K, Bernshausen A, Ladhoff A, Royer H, et al. Characterization of the Recombinant Adenovirus Vector AdYB-1: Implications for Oncolytic Vector Development. *J Virol* 2006; **80(8)**:3904-11.

127. Mizuno NS, Zakis B, Decker RW. Binding of Daunomycin to DNA and the Inhibition of RNA and DNA Synthesis. *Cancer Res* 1975; **35(6)**:1542-6.

128. Wall ME. Camptothecin and taxol: Discovery to clinic. *Med Res Rev* 1998; **18(5)**:299-314.

129. Newlands, ES, Stevens MF, Wedge, SR, Wheelhouse RT, Brock C. Temozolomide: a review of its discovery, chemical properties, pre-clinical development and clinical trials. *Cancer Treat Rev* 1997; **23(1)**:35-61.

130. Emadi A, Jones RJ, Brodsky RA. Cyclophosphamide and cancer: golden anniversary. *Nat Rev Clin Oncol* 2009; **6(11)**:638-47.

131. Skehan P, Storeng R, Scudiero D, Monks A, McMahon J, Vistica D, et al. New Colorimetric Cytotoxicity Assay for Anticancer-Drug Screening. *J Natl Cancer Inst* 1990; **82(13)**:1107-12.

132. Mosmann T. Rapid colorimetric assay for cellular growth and survival: Application to proliferation and cytotoxicity assays. *J Immunol Methods* 1983; **65(1-2)**:55-63.

133. Cohen GM. Caspases: the executioners of apoptosis. *Biochem J* 1997; **326(1)**:1-16.

134. Bourbeau D, Lavoie G, Nalbantoglu J, Massie B. Suicide gene therapy with an adenovirus expressing the fusion gene CD::UPRT in human glioblastomas: different sensitivities correlate with p53 status. *J Gene Med* 2004; **6(12)**:1320-32.

135. Schilling D, Gehrmann M, Steinem C, De Maio A, Pockley AG, Abend M, et al. Binding of heat shock protein 70 to extracellular phosphatidylserine promotes killing of normoxic and hypoxic tumor cells. *FASEB J* 2009; **23(8)**:2467-77.

136. Yamada N, Oizumi S, Kikuchi E, Shinagawa N, Konishi-Sakakibara J, Ishimine A, et al. CD8+ tumor-infiltrating lymphocytes predict favorable prognosis in malignant pleural mesothelioma after resection. *Cancer Immunol Immunother* 2010; **59(10)**:1543-9.

137. Farson D, Tao L, Ko D, Li Q, Brignetti D, Segawa K, et al. Development of Novel E1-Complementary Cells for Adenoviral Production Free of Replication-Competent Adenovirus. *Mol Ther* 2006; **14(2)**:305-11.

138. Zheng S, Ulasov IV, Han Y, Tyler MA, Zhu ZB, Lesniak MS. Fiber-knob modifications enhance adenoviral tropism and gene transfer in malignant glioma. *J Gene Med* 2007; **9(3)**:151-60.

139. Paul CP, Everts M, Glasgow JN, Dent P, Fisher PB, Ulasov, IV, et al. Characterization of infectivity of knob-modified adenoviral vectors in glioma. *Cancer Biol Ther* 2008; **7(5)**:786-93.

140. Botta G, Perruolo G, Libertini S, Cassese A, Abagnale A, Beguinot F, et al. PED/PEA-15 modulates coxsackievirus-adenovirus receptor expression and adenoviral infectivity via ERK-mediated signals in glioma cells. *Human Gene Therapy* 2010; **21(9)**:1067-76.

141. Rebetz J, Na M, Su C, Holmqvist B, Edqvist A, Nyberg C, et al. Fiber Mediated Receptor Masking in Non-Infected Bystander Cells Restricts Adenovirus Cell Killing Effect but Promotes Adenovirus Host Co-Existence. *PLoS ONE* 2009; **4(12)**:e8484.

142. Sakurai F, Akitomo K, Kawabata K, Hayakawa T, Mizuguchi H. Downregulation of human CD46 by adenovirus serotype 35 vectors. *Gene Ther* 2007; **14(11)**:912–9.
143. Kaszubiak A, Kupstat A, Müller U, Hausmann R, Holm PS, Lage H. Regulation of MDR1 gene expression in multidrug-resistant cancer cells is independent from YB-1. *Biochem Biophys Res Commun* 2007; **357(1)**:295-301.
144. Vaiman AV, Stromskaya TP, Rybalkina EY, Sorokin AV, Guryanov SG, Zabotina TN, et al. Intracellular localization and content of YB-1 protein in multidrug resistant tumor cells. *Biochemistry (Mosc)* 2006; **71(2)**:146-54.
145. Ornelles DA und Shenk T. Localization of the adenovirus early region 1B 55-kilodalton protein during lytic infection: association with nuclear viral inclusions requires the early region 4 34-kilodalton protein. *J Virol* 1991; **65(1)**:424-9.
146. Sorokin AV, Selyutina AA, Skabkin MA, Guryanov SG, Nazimov IV, Richard C, et al. Proteasome-mediated cleavage of the Y-box-binding protein 1 is linked to DNA-damage stress response. *EMBO J* 2005; **24(20)**:3602-12.
147. Zhang YF, Homer C, Edwards SJ, Hananeia L, Lasham A, Royds J, et al. Nuclear localization of Y-box factor YB1 requires wild-type p53. *Oncogene* 2003; **22(18)**:2782-94.
148. Doronin K, Toth K, Kuppuswamy M, Krajcsi P, Tollefson AE, Wold WSM. Overexpression of the ADP (E3-11.6K) Protein Increases Cell Lysis and Spread of Adenovirus. *Virology* 2003; **305(2)**:378-87.
149. Hoffmann D, Bayer W, Wildner O. In situ tumor vaccination with adenovirus vectors encoding measles virus fusogenic membrane proteins and cytokines. *World J Gastroenterol* 2007; **13(22)**:3063-70.
150. Lin E, Salon C, Brambilla E, Lavillette D, Szecsi J, Cosset F, et al. Fusogenic membrane glycoproteins induce syncytia formation and death in vitro and in vivo: a potential therapy agent for lung cancer. *Cancer Gene Ther* 2010; **17(4)**:256-65.
151. Zeppernick F, Ahmadi R, Campos B, Dictus C, Helmke BM, Becker N, et al. Stem Cell Marker CD133 Affects Clinical Outcome in Glioma Patients. *Clin Cancer Res* 2008; **14(1)**:123-9.
152. Yu SC, Ping YF, Yi L, Zhou ZH, Chen JH, Yao XH, et al. Isolation and characterization of cancer stem cells from a human glioblastoma cell line U87. *Cancer Lett* 2008; **265(1)**:124-34.
153. Bertrand J, Begaud-Grimaud G, Bessette B, Verdier M, Battu S, Jauberteau MO. Cancer stem cells from human glioma cell line are resistant to Fas-induced apoptosis. *Int J Oncol* 2009; **34(3)**:717-27.
154. Nandi S, Ulasov IV, Tyler MA, Sugihara AQ, Molinero L, Han Y, et al. Low-Dose Radiation Enhances Survivin-Mediated Virotherapy against Malignant Glioma Stem Cells. *Cancer Res* 2008; **68(14)**:5778-84.
155. Skog J, Edlund K, Bergenheim TA, Wadell G. Adenoviruses 16 and CV23 Efficiently Transduce Human Low-passage Brain Tumor and Cancer Stem Cells. *Mol Ther* 2007; **15(12)**:2140-5.
156. Folkins C, Man S, Xu P, Shaked Y, Hicklin DJ, Kerbel RS. Anticancer Therapies Combining Antiangiogenic and Tumor Cell Cytotoxic Effects Reduce the Tumor Stem-Like Cell Fraction in Glioma Xenograft Tumors. *Cancer Res* 2007; **67(8)**:3560-4.
157. Bao S, Wu Q, Sathornsumetee S, Hao Y, Li Z, Hjelmeland AB, et al. Stem Cell-ike Glioma Cells Promote Tumor Angiogenesis through Vascular Endothelial Growth Factor. *Cancer Res* 2006; **66(16)**:7843-8.

158. Grothey A und Galanis E. Targeting angiogenesis: progress with anti-VEGF treatment with large molecules. *Nat Rev Clin Oncol* 2009; **6(9)**:507-18.
159. Saito Y, Sunamura M, Motoi F, Abe H, Egawa S, Duda DG, *et al*. Oncolytic replication-competent adenovirus suppresses tumor angiogenesis through preserved E1A region. *Cancer Gene Ther* 2005; **13(3)**:242-52.
160. Jensen R. Brain tumor hypoxia: tumorigenesis, angiogenesis, imaging, pseudoprogression, and as a therapeutic target. *J Neurooncol* 2009; **92(3)**: 317-35.
161. Soeda A, Park M, Lee D, Mintz A, Androutsellis-Theotokis A, McKay RD, *et al*. Hypoxia promotes expansion of the CD133-positive glioma stem cells through activation of HIF-1[alpha]. *Oncogene* 2009; **28(45)**:3949-59.
162. Heddleston JM, Li Z, McLendon RE, Hjelmeland AB, Rich JN. The hypoxic microenvironment maintains glioblastoma stem cells and promotes reprogramming towards a cancer stem cell phenotype. *Cell Cycle* 2009; **8(20)**:3274-84.
163. Rapisarda A, Hollingshead M, Uranchimeg B, Bonomi CA, Borgel SD, Carter JP, *et al*. Increased antitumor activity of bevacizumab in combination with hypoxia inducible factor-1 inhibition. *Mol Cancer Ther* 2009; **8(7)**:1867-77.
164. Li L, Lin X, Shoemaker AR, Albert DH, Fesik SW, Shen Y. Hypoxia-Inducible Factor-1 Inhibition in Combination with Temozolomide Treatment Exhibits Robust Antitumor Efficacy In vivo. *Clin Cancer Res* 2006; **12(15)**:4747-54.
165. Shen BH und Hermiston TW. Effect of hypoxia on Ad5 infection, transgene expression and replication. *Gene Ther* 2005; **12(11)**:902-10.
166. Blouw B, Song H, Tihan T, Bosze J, Ferrara N, Gerber HP, *et al*. The hypoxic response of tumors is dependent on their microenvironment. *Cancer Cell* 2003; **4(2)**:133-46.
167. DeGroot JF, Fuller G, Kumar AJ, Piao Y, Eterovic K, Ji Y, *et al*. Tumor invasion after treatment of glioblastoma with bevacizumab: radiographic and pathologic correlation in humans and mice. *Neuro Oncol* 2010; **12(3)**:233-42.
168. Verhoeff J, van Tellingen O, an Claes, Stalpers L, van Linde M, Richel D, *et al*. Concerns about anti-angiogenic treatment in patients with glioblastoma multiforme. *BMC Cancer* 2009; **9(1)**:444.
169. Norden AD, Drappatz J, Wen PY. Antiangiogenic therapies for high-grade glioma. *Nat Rev Neurol* 2009; **5(11)**:610-20.
170. Aghi M, Rabkin S, Martuza RL. Effect of Chemotherapy-Induced DNA Repair on Oncolytic Herpes Simplex Viral Replication. *J Natl Cancer Inst* 2006; **98(1)**:38-50.
171. Chu RL, Post DE, Khuri FR, van Meir EG. Use of Replicating Oncolytic Adenoviruses in Combination Therapy for Cancer. *Clin Cancer Res* 2004; **10(16)**:5299-312.
172. Ulasov IV, Sonabend AM, Nandi S, Khramtsov A, Han Y, Lesniak MS. Combination of adenoviral virotherapy and temozolomide chemotherapy eradicates malignant glioma through autophagic and apoptotic cell death in vivo. *Br J Cancer* 2009; **100(7)**:1154-64.
173. Hirose Y, Berger MS, Pieper RO. p53 Effects Both the Duration of G2/M Arrest and the Fate of Temozolomide-treated Human Glioblastoma Cells. *Cancer Res* 2001; **61(5)**:1957-63.

174. Clelia Miracco, Gabriele Cevenini, Alessandro Franchi, Pietro Luzi, Elena Cosci, Vasileios Mourmouras, et al. Beclin 1 and LC3 autophagic gene expression in cutaneous melanocytic lesions. *Hum Pathol* 2010; **41(4)**:503-12.

175. Barth S, Glick D, Macleod KF. Autophagy: assays and artifacts. *J Pathol* 2010; **221(2)**:117-24.

176. Mizushima N und Yoshimori T. How to interpret LC3 immunoblotting. *Autophagy* 2007; **3(6)**:542-5.

177. Rovere-Querini P, Capobianco A, Scaffidi P, Valentinis B, Catalanotti F, Giazzon M, et al. HMGB1 is an endogenous immune adjuvant released by necrotic cells. *EMBO Rep* 2004; **5(8)**:825-30.

178. Thorburn J, Frankel AE, Thorburn A. Regulation of HMGB1 release by autophagy. *Autophagy* 2009; **5(2)**:247-9.

179. Thomas MA, Spencer JF, La Regina MC, Dhar D, Tollefson AE, Toth K, et al. Syrian Hamster as a Permissive Immunocompetent Animal Model for the Study of Oncolytic Adenovirus Vectors. *Cancer Res* 2006; **66(3)**:1270-6.

180. Robinson M, Li B, Ge Y, Ko D, Yendluri S, Harding T, et al. Novel Immunocompetent Murine Tumor Model for Evaluation of Conditionally Replication-Competent (Oncolytic) Murine Adenoviral Vectors. *J Virol* 2009; **83(8)**:3450-62.

181. Apetoh L, Tesniere A, Ghiringhelli F, Kroemer G, Zitvogel L. Molecular Interactions between Dying Tumor Cells and the Innate Immune System Determine the Efficacy of Conventional Anticancer Therapies. *Cancer Res* 2008; **68(11)**:4026-30.

182. Boozari B, Mundt B, Woller N, Strüver N, Gürlevik E, Schache P, et al. Antitumoural immunity by virus-mediated immunogenic apoptosis inhibits metastatic growth of hepatocellular carcinoma. *Gut* 2010; **59(10)**:1416-26.

183. Zitvogel L, Apetoh L, Ghiringhelli F, Kroemer G. Immunological aspects of cancer chemotherapy. *Nat Rev Immunol* 2008; **8(1)**:59-73.

184. Kaminskyy V und Zhivotovsky B. To kill or be killed: how viruses interact with the cell death machinery. *J Intern Med* 2010; **267(5)**:473-82.

185. Ramakrishna E, Woller N, Mundt B, Knocke S, Gürlevik E, Saborowski M, et al. Antitumoral Immune Response by Recruitment and Expansion of Dendritic Cells in Tumors Infected with Telomerase-Dependent Oncolytic Viruses. *Cancer Res* 2009; **69(4)**:1448-58.

186. Candolfi M, Yagiz K, Foulad D, Alzadeh GE, Tesarfreund M, Muhammad AKMG, et al. Release of HMGB1 in Response to Proapoptotic Glioma Killing Strategies: Efficacy and Neurotoxicity. *Clin Cancer Res* 2009; **15(13)**:4401-14.

187. Bridle BW, Hanson S, Lichty BD. Combining oncolytic virotherapy and tumour vaccination. *Cytokine Growth Factor Rev* 2010; **21(2)**:1438.

188. Fulci G, Dmitrieva N, Gianni D, Fontana EJ, Pan X, Lu Y, et al. Depletion of Peripheral Macrophages and Brain Microglia Increases Brain Tumor Titers of Oncolytic Viruses. *Cancer Res* 2007; **67(19)**:9398-406.

189. Fulci G, Breymann L, Gianni D, Kurozomi K, Rhee SS, Yu J, et al. Cyclophosphamide enhances glioma virotherapy by inhibiting innate immune responses. *Proc Natl Acad Sci USA* 2006; **103(34)**:12873-8.

190. Wakimoto H, Fulci G, Tyminski E, Antonio Chiocca E. Altered expression of antiviral cytokine mRNAs associated with cyclophosphamide's enhancement of viral oncolysis. *Gene Ther* 2004; **11(2)**:214-23.

191. Budzynski W und Radzikowski C. Cytotoxic Cells in Immunodeficient Athymic Mice. *Immunopharmacol Immunotoxicol* 1994; **16(3)**:319-46.
192. Lamfers MLM, Fulci G, Gianni D, Tang Y, Kurozumi K, Kaur B, et al. Cyclophosphamide Increases Transgene Expression Mediated by an Oncolytic Adenovirus in Glioma-Bearing Mice Monitored by Bioluminescence Imaging. *Mol Ther* 2006; **14(6)**:779-88.
193. Kambara H, Saeki Y, Chiocca EA. Cyclophosphamide Allows for In vivo Dose Reduction of a Potent Oncolytic Virus. *Cancer Res* 2005; **65(24)**:11255-8.
194. Rawle FC, Tollefson AE, Wold WS, Gooding LR. Mouse anti-adenovirus cytotoxic T lymphocytes. Inhibition of lysis by E3 gp19K but not E3 14.7K. *J Immunol* 1989; **143(6)**:2031-7.
195. Robinson M, Ge Y, Ko D, Yendluri S, Laflamme G, Hawkins L, et al. Comparison of the E3 and L3 regions for arming oncolytic adenoviruses to achieve a high level of tumor-specific transgene expression. *Cancer Gene Ther* 2007; **15(1)**: 9-17.
196. Shashkova EV, May SM, Barry MA. Characterization of human adenovirus serotypes 5, 6, 11, and 35 as anticancer agents. *Cancer Res* 2009; **394(2)**: 311-20.
197. Lyons M, Onion D, Green NK, Aslan K, Rajaratnam R, Bazan-Peregrino M, et al. Adenovirus Type 5 Interactions with Human Blood Cells May Compromise Systemic Delivery. *Mol Ther* 2006; **14(1)**:118-28.
198. Shashkova EV, Doronin K, Senac JS, Barry MA. Macrophage Depletion Combined with Anticoagulant Therapy Increases Therapeutic Window of Systemic Treatment with Oncolytic Adenovirus. *Cancer Res* 2008; **68(14)**: 5896-904.
199. Wong HH, Lemoine NR, Wang Y. Oncolytic Viruses for Cancer Therapy: Overcoming the Obstacles. *Viruses* 2010; **2(1)**:78-106.
200. Ylösmäki E, Hakkarainen T, Hemminki A, Visakorpi T, Andino R, Saksela K. Generation of a Conditionally Replicating Adenovirus Based on Targeted Destruction of E1A mRNA by a Cell Type-Specific MicroRNA. *J Virol* 2008; **82(22)**:11009-15.
201. Cawood R, Chen HH, Carroll F, Bazan-Peregrino M, van Rooijen N, Seymour LW. Use of Tissue-Specific MicroRNA to Control Pathology of Wild-Type Adenovirus without Attenuation of Its Ability to Kill Cancer Cells. *PLoS Pathog* 2009; **5(5)**:e1000440.
202. Wojton J und Kaur B. Impact of tumor microenvironment on oncolytic viral therapy. *Cytokine Growth Factor Rev* 2010; **21(2)**:127-34.
203. Van Houdt WJ, Wu H, Glasgow JN, Lamfers ML, Dirven CM, Gillespie GY, et al. Gene delivery into malignant glioma by infectivity-enhanced adenovirus: in vivo versus in vitro models. *Neuro Oncol* 2007; **9(3)**:280-90.
204. Mahller YY, Vaikunth SS, Ripberger MC, Baird WH, Saeki Y, Cancelas JA, et al. Tissue Inhibitor of Metalloproteinase-3 via Oncolytic Herpesvirus Inhibits Tumor Growth and Vascular Progenitors. *Cancer Res* 2008; **68(4)**:1170-9.
205. McNally LR, Rosenthal EL, Zhang W, Buchsbaum DJ. Therapy of head and neck squamous cell carcinoma with replicative adenovirus expressing tissue inhibitor of metalloproteinase-2 and chemoradiation. *Cancer Gene Ther* 2008; **16(3)**:246-55.
206. Tresilwised N, Pithayanukul P, Mykhaylyk O, Holm PS, Holzmüller R, Anton M, et al. Boosting oncolytic adenovirus potency with magnetic nanoparticles and magnetic force. *Mol Pharm* 2010; **7(4)**:1069-89.

207. Chiocca EA, Abbed KM, Tatter S, Louis DN, Hochberg FH, Barker F, et al. A Phase I Open-Label, Dose-Escalation, Multi-Institutional Trial of Injection with an E1B-Attenuated Adenovirus, ONYX-015, into the Peritumoral Region of Recurrent Malignant Gliomas, in the Adjuvant Setting. *Mol Ther* 2004; **10(5)**:958-66.

208. Lichtenstein DL und Wold WSM. Experimental infections of humans with wild-type adenoviruses and with replication-competent adenovirus vectors: replication, safety, and transmission. *Cancer Gene Ther* 2004; **11(12)**:819-29.

209. Gluz O, Mengele K, Schmitt M, Kates R, Diallo-Danebrock R, Neff F, et al. Y-Box-Binding Protein YB-1 Identifies High-Risk Patients With Primary Breast Cancer Benefiting From Rapidly Cycled Tandem High-Dose Adjuvant Chemotherapy. *J Clin Oncol* 2009; **27(36)**:6144-51.

8 Anhang

Anhang A: YB-1-Proteinsequenz (324 AS, nach Swiss-Prot P67809)

MSSEAETQQPPAAPPAAPALSAADTKPGTTGSGAGSGGPGGLTSAAPAGGDKKVIATKV
LGTVKWFNVRNGYGFINRNDTKEDVFVHQTAIKKNNPRKYLRSVGDGETVEFDVVEGEK
GAEAANVTGPGGVPVQGSKYAADRNHYRRYPRRRGPPRNYQQNYQNSESGEKNEGSESA
PEGQAQQRRPYRRRRFPPYYMRRPYGRRPQYSNPPVQGEVMEGADNQGAGEQGRPVRQN
MYRGYRPRFRRGPPRQRQPREDGNEEDKENQGDETQGQQPPQRRYRRNFNYRRRRPENP
KPQDGKETKAADPPAENSSAPEAEQGGAE

AS 1-12: Bindungsstelle des N-terminalen Antikörpers bzw. verwendetes Peptid (plus terminales C) für die Immunisierung
AS 1-100: Bindungsstelle des Abcam-Antikörpers
Grau: fehlt bei verkürzter Sequenz von YB-1 in der *E3*-Region

Anhang B: PCR-Produkte

Tabelle 11: Größen (bp) der verschiedenen PCR-Produkte

Virus/PCR	E1A12S	E1A13S	E1B19K	E3	YB-1	RGD	fib35	Ad-fib
Ad-Null	-	-	-	-	-	-	-	101
Ad-wt	1033	545	526	1329	-	-	-	101
dl520	1033	-	526	1329	-	-	-	101
Ad-Delo3	1033	-	-	-	-	-	-	101
Ad-Delo2-RGD	1033	-	-	727	-	176	-	101
Ad-Delo2-wt19K-RGD	1033	-	526	-	-	176	-	101
Ad-Delo3-RGD	1033	-	-	-	-	176	-	101
Ad-Delo2-YB-1-RGD	1033	-	-	(1813)	750	176	-	101
Ad-Delo2-YB-1-F35	1033	-	-	(1813)	750	-	568	101
Ad-Delo2-F35	1033	-	-	727	-	-	568	101
Ad-Delo2-YB-1-wtfib	1033	-	-	(1813)	750	-	-	101
dl312	-	-	526	1329	-	-	-	101

Danksagung

Ganz besonders bedanken möchte ich mich zunächst bei meinem Betreuer PD Dr. Per Sonne Holm und seinen Mitarbeitern, die mir sowohl bei der praktischen als auch theoretischen Ausführung dieser hochinteressanten Arbeit mit viel Begeisterung zur Seite gestanden sind und mir ihre volle Unterstützung haben zuteil werden lassen.
Bei weiteren Kollegen bedanke ich mich für die Möglichkeit zur Durchführung der Hypoxie-Versuche, die Nutzung des Fluoreszenz und Elektronenmikroskops, sowie die Bereitstellung des YB-1-Antrikörpers. Zudem bedanke ich mich für die Mithilfe bei der Durchführung sowie der histologischen und statistischen Auswertung der Tierversuche. Zum Schluss möchte ich mich noch ganz besonders bei meinen Eltern und Freunden für ihre Korrekturanmerkungen sowie moralische Unterstützung bedanken.

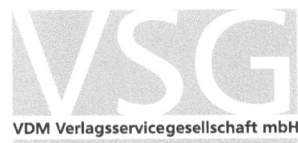

Die VDM Verlagsservicegesellschaft sucht für wissenschaftliche Verlage abgeschlossene und herausragende

Dissertationen, Habilitationen, Diplomarbeiten, Master Theses, Magisterarbeiten usw.

für die kostenlose Publikation als Fachbuch.

Sie verfügen über eine Arbeit, die hohen inhaltlichen und formalen Ansprüchen genügt, und haben Interesse an einer honorarvergüteten Publikation?

Dann senden Sie bitte erste Informationen über sich und Ihre Arbeit per Email an *info@vdm-vsg.de*.

Sie erhalten kurzfristig unser Feedback!

VDM Verlagsservicegesellschaft mbH
Dudweiler Landstr. 99
D - 66123 Saarbrücken
Telefon +49 681 3720 174
Fax +49 681 3720 1749

www.vdm-vsg.de

Die VDM Verlagsservicegesellschaft mbH vertritt

 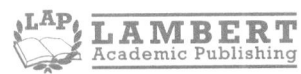 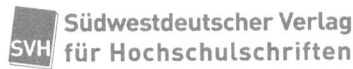

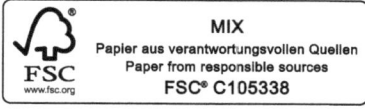

Printed by Books on Demand GmbH, Norderstedt / Germany